*Meinem Freund und Kollegen Ted Randolph
in Chicago,
der mich das meiste gelehrt hat,
was ich über das Thema dieses Buches weiß,
in Freundschaft und Ehrerbietung.*

Die Zeit ist nun gekommen, die Ansicht aufzugeben, daß Psychiatrie
nur mit der Erkrankung des Geistes zu tun hat ... nur in
Alices Wunderland können wir das Grinsen ohne die Katze finden.
Foster Kennedy,
Professor für Neurologie, Cornell University, 1936

Dr. Richard Mackarness

Allergie
gegen Nahrungsmittel und Chemikalien

Körperliche und seelische Störungen

Aus dem Englischen übertragen von
Dr. rer. nat. Anne Calatin
mit einem Vorwort von
Dr. med. Otto Meyer zu Schwabedissen

Paracelsus Verlag Stuttgart

CIP-Kurztitelaufnahme der Deutschen Bibliothek

Mackarness, Richard:
Allergie gegen Nahrungsmittel und Chemikalien :
körperl. u. seel. Störungen / Richard Mackarness.
Aus d. Engl. übertr. von Anne Calatin. Mit e.
Vorw. von Otto Meyer zu Schwabedissen. – Stuttgart : Paracelsus-Verlag, 1979.
    Einheitssacht.: Not all in the mind <dt.>
ISBN 3-7899-0065-6

Titel der Originalausgabe: Mackarness, NOT ALL IN THE MIND.
How Unsuspected Food Allergy Can Affect Your Body and Your Mind.
© Richard Mackarness 1976

Dr. Richard Mackarness, M.B., B.S., D.P.M., Psychiatrist
Basingstoke District Hospital
Park Prewett, Rooksdown House
Basingstoke, Hants RG24 9NA, England

ISBN 3-7899-0065-6

Alle Rechte der deutschen Ausgabe, auch die des auszugsweisen Nachdrucks, der fotomechanischen Wiedergabe, vorbehalten. Kein Teil des Werkes darf in irgendeiner Form (Fotokopie, Mikrofilm oder einem anderen Verfahren) ohne Genehmigung des Verlages veröffentlicht werden. © Paracelsus Verlag GmbH, Stuttgart 1980. Printed in Germany 1980. Satz: Fotosatz Sauter, Süßen. Druck: Druckerei Schäuble, Stuttgart-Botnang.

Inhalt

Vorwort für die deutschen Leser
von Dr. med. Otto Meyer zu Schwabedissen 7
Dankadressen 10
Einleitung 13

Teil I

1. Kapitel: 17

   Der Fall Joanna D. –
   Allergie in der Geschichte der Medizin –
   Raffinierte Kohlenhydrate als Ursache »psychosomatischer«
   Erkrankungen und Verhaltensstörungen bei Kindern –
   Das Chinarestaurant-Syndrom: Nahrungsmittelzusätze
   als Allergene –

2. Kapitel: 39

   Allergie und Anpassung: ein Ausflug in die Evolutionslehre –
   Hans Selyes Versuche über Streß: der 3-Stadien-Prozeß
   des allgemeinen Anpassungs-Syndroms –

3. Kapitel: 56

   Die »maskierte« Allergie und ihre Demaskierung:
   Herbert Rinkels Selbstversuch –
   Allergie als Sucht – Sucht als Allergie –
   Allergien gegen chemische Nahrungsmittelzusätze,
   Rückstände von Pestiziden und Luftverschmutzung –

Teil II

4. Kapitel: 73

   Grundprozesse und Symptome der Nahrungsmittel-
   und Chemikalienallergie –
   Erhöhte Infektionsanfälligkeit als Folge der Allergie –

5. Kapitel: 87
Die Behandlung und Heilung von Joanna D. durch
individuelle Eliminierungsdiät –

6. Kapitel: 101
Die Stadien und Phasen der allergischen Reaktion –

Teil III

7. Kapitel: 111
Getreidelose »Steinzeitdiät« zur Heilung von Fettleibigkeit
und Bluthochdruck –
Schizophrenie und Gliadinempfindlichkeit –
Colitis ulcerosa: Die Rolle der Kuhmilch –

8. Kapitel: 123
Die Methoden der Allergietests –
Fasten und individueller Eßtest –
Unterzungen-Tropftest und »Abschalten« der allergischen
Reaktion durch homöopathische Verdünnungen des Allergens –

9. Kapitel: 132
Zusammenfassung und Rückblick –
Häufigkeit der Nahrungsmittel- und Chemikalienallergien
und ihre Bedeutung für die Gesundheit der Bevölkerung –

Nachwort der Übersetzerin 141
Literatur 149
Stichwortverzeichnis 151

Vorwort für die deutschen Leser!

Wenn ein Psychiater und praktisch tätiger Arzt es leid ist, die in seiner Praxis ständig zunehmenden funktionellen Syndrome in immer gleicher Weise auf frühsexuelle Traumen oder Umweltstörungen zu beziehen, dann muß man eigentlich hellhörig werden. Man fragt sich, wieso ein Psychiater, dem die Möglichkeit gegeben ist, mit dem Strom der Wissenschaft zu schwimmen und der in der Lage ist, die beobachteten Fakten bei seinen psychisch auffälligen Patienten durch psychotherapeutische Maßnahmen behandeln zu können und psychoanalytisch zu erklären, wieso ein solcher Psychiater plötzlich auf ganz andere Gedanken kommt. Das ist nur so zu erklären: psychosomatisch Kranke mit sogenanntem Somatisieren, z.B. wenn sie Herzanfälle bekommen oder Hochdruck, Schwindelanfälle oder Rheuma mit depressiver Verstimmung, werden jahraus jahrein psychotherapeutisch behandelt und psychoanalytisch abgeklärt. Die Schuld an der Krankheit wird auf die Umwelt oder auf die Eltern und die Situation verschoben, falls das nicht funktioniert, wird über Psychopharmaka Nachhilfe geleistet. Wenn aber ein Arzt selbst solche Zustände bekommt, wie Herzklopfen und Herzphobien, Depressionen, Schlaflosigkeit und andere unerfreuliche psychische Symptome, dann geht ein Psychiater nicht gerne zu einem anderen, läßt sich analysieren und psychotherapeutisch behandeln, er sucht nach anderen Gründen.

So fand *Mackarness* in Amerika mehrere Vorbilder: *Rinkel, Marshall Mandell* und andere, die an Selbsterfahrungen gelernt hatten, daß Nahrungsmittelempfindlichkeiten psychische Symptome auslösen können. Dies wußte schon 400 Jahre vor Christus *Hippokrates,* der ähnliche Beobachtungen an seinen Kranken machte. Englische Autoren schätzen, daß bei 30% aller funktionellen und algetischen Störungen allein Nahrungsmittelempfindlichkeiten beteiligt sind und bei den restlichen in einem mehr oder minder hohen Maß. Ich kann diese Beobachtungen nur bestätigen aus meiner Beobachtung an meinen Patienten. Auch kann ich die sehr wichtige Tatsache bestätigen, ohne daß ich von den Untersuchungen von *Mackarness* wußte, daß Nahrungsmittelempfindlichkeiten Suchtäquivalente auslösen, d.h. das empfindliche Nahrungsmittel wird besonders gerne und häufig mit Genugtuung gegessen und löst keine Magen-Darmbeschwerden aus, aber dann, wenn man eine Karenzzeit einlegt, treten allergisch anmutende Zustände auf, die überzeugend auf Arzt und Patient wirken. Dies konnte *Mackarness* an seinem Paradefall Joanna im doppelten Blindversuch nachweisen. Die Kollegen der psychiatrischen Klinik wandelten ihre Ansicht zu diesem Thema von spöttischer Ablehnung über ungläubiges Staunen in anerkennendes Lob um. Sie waren überzeugt. Auch in Deutschland werden solche Fallberichte und Mitteilungen über Nahrungsmittelallergien nur auf Lactosemangel und Dumping-Syndrom bezogen. Auch bei Herzbeschwerden gibt es immer noch Ärzte, die meinen, das Zwerchfell werde hochgedrückt und beenge das Herz. So etwas ist einfach Ausdruck mangelnden pathophysiologischen Verständnisses, denn beim Einatmen müßte der Druck verschwinden, tiefes Ausatmen müßte die gleichen Beschwerden machen. Aber das ist nicht möglich, weil das Herz gar nicht betroffen werden kann, da die Lunge auch bei Ausatmung immer im negativen *Donderschen* Druck bleibt. Weil Nahrungsmittelempfindlichkeit äquivalente Sucht zeigt, vermutet auch *Mackarness,* daß die Alkoholsucht eine spezifische Form der Allergie gegen Alkohol ist. Ich habe die Aldehydgruppe des Alkohols als dafür verantwortlich vermutet. Wenn aber Nahrungsmittelempfindlichkeiten der echten Sucht gegen Gifte vorausgehen, dann ist es sicher zweckmäßig, diätetische Maßnahmen in Suchtkliniken entsprechend zu überprüfen, ob allergene Nahrung dort verabreicht wird, die dann wiederum die Allergie verschlimmert. D.h. das Suchtpotential wird erhöht und die Patienten sind dann nicht in der Lage, den Alkohol wegzulassen, sobald sie aus der Klinik entlassen sind. Hier ergäbe sich also ein therapeutischer Ansatz in der Diätetik, der durchaus eine Stellenwertrelevanz haben könnte. Dies könnte die Erfolgsquote der Entwöhnungen gegen Gifte, wie Alkohol und Rauschgift wesentlich erhöhen. Ich habe hier eigene Erfahrungen, die dies zu beweisen scheinen. Die Nahrungsmittelempfindlichkeit spielt aber auch bei solchen Erkrankungen, wie Fettsucht, Diabetes, Hochdruck und bestimmten Stoffwechselerkrankungen, wie Gicht und Störungen des Cholesterinstoffwechsels, eine Rolle. Es ist nicht die Masse der zugeführten Nahrung: des Eiweißes, des Fettes oder der Kohlenhydrate, sondern die Art der zugeführten Stoffe. *Mackarness* und ich machten also unabhängig voneinander in der Praxis, ich an einem internistischen Krankengut, er an einem psychiatrischen, ähnliche Beobachtungen und dies kann nicht von ungefähr sein. Es ist allerdings notwendig, daß man sich intensiv um den einzelnen Fall kümmert und besonders die Mißerfolge analysiert, die bei konventioneller Behandlung entstehen, wenn man so etwas erreichen will.

Ich wünsche dem Buch einen guten Erfolg und halte es nicht nur für Ärzte und Studenten lesenswert, sondern eben auch für Laien. Es ist in einem Stil geschrieben, der dem Laien durchaus verständlich ist.

Otto Meyer zu Schwabedissen

10
Dankadressen

Da ich siebzehn Jahre dazu gebraucht habe, dieses Buch zu schreiben, ist es unmöglich, all den Leuten zu danken, die mir geholfen haben und deren Arbeit mein Denken und Tun beeinflußt hat. So hoffe ich, daß man mir alle Unterlassungen in dieser Danksagung verzeihen wird.

Das Buch ist *Ted Randolph* in Chicago gewidmet. Er ist für mich ein Freund, Lehrer und Kollege, seit ich ihm durch seinen Schwager *Donald Mitchell* 1958 vorgestellt wurde. Viele andere Ärzte in England und in Amerika haben mir mit Rat und Belehrung geholfen. Besonders erwähnen möchte ich *Marshall Mandell* in New York, der mich den Unterzungen-Nahrungsmitteltest lehrte, den inzwischen verstorbenen *Herbert Rinkel* in Kansas City, der mir das Phänomen der Maskierung bei Nahrungsmittelallergien erklärte, und *Albert Rowe* (inzwischen ebenfalls verstorben) in San Francisco, der mir 1963 seine Klinik für Nahrungsmittelallergien zeigte und mir von seiner Methode der Eliminierungsdiät erzählte. Diese Männer gaben mir die Grundlagen für meine Arbeit.

In jüngerer Zeit habe ich Professor *Truelove* in Oxford zu danken für seine mündlichen Mitteilungen über die Rolle der Milch bei der Auslösung der *Colitis ulcerosa* (Dickdarmgeschwür), außerdem für die Erlaubnis, aus seinen Veröffentlichungen über dieses Thema im British Medical Journal zu zitieren. Auch dem Herausgeber der Zeitschrift danke ich dafür. Besonderer Dank gebührt auch *John Lyon,* dem behandelnden bzw. Fach-Psychiater an meinem eigenen Krankenhaus, für die Ermutigung und Unterstützung meiner Forschung hier in Park Prewett, und ebenso dem Personal der psychiatrischen Intensiv-Station, die *John Lyon* gegründet hat. Die gesunde Skepsis meiner anderen internistischen und psychiatrischen Kollegen muß ebenfalls anerkennend erwähnt werden, denn sie war mit der mächtigste Ansporn für meine Unternehmungen und half mir, den Boden unter den Füßen zu behalten. Nun, nachdem einige von ihnen mir inzwischen Patienten zur Behandlung schicken, die in diesem Buch beschrieben ist, möchte ich auch meine Dankesschuld gegenüber den Schwestern abtragen, die mir am meisten geholfen haben, meine Behandlungen durchzuführen: Schwester *Williams* von der Mutter- und Kind-Abteilung, Schwester *Chu* und Oberschwester *Todd* in der Chute-Station. Verschiedene Allgemeinärzte in North Hampshire haben mir wertvolle Beiträge geleistet, nicht nur, indem sie mir Patienten schickten, sondern auch dadurch, daß sie Verständnis für meine Methoden hatten und darauf achteten, daß die Patienten meine Anweisungen nach der Entlassung aus dem Krankenhaus weiter befolgten.

Ich bin dankbar für die Unterstützung und Ermutigung, die mir Professor *Martin,* Vorsitzender des Wessex Clinical Research Committee, gegeben hat. Ebenso dankbar bin ich den verschiedenen Ausschüssen in Basingstoke, die meine Forschung unterstützt und das Ihre dazu getan haben, daß ich jetzt meine eigene ambulante Klinik im District Hospital von Basingstoke habe. Hier kann ich Patienten, die an Allergien gegen alltägliche Nahrungsmittel und Chemikalien leiden, beobachten und behandeln. *John Fowler,* Facharzt in Basingstoke, hat mir dabei geholfen, ebenso die beiden Ambulanzschwestern, Schwester *Jones* und Schwester *Price.* Mrs. *Yorke,* die Allergie-Schwester, unterstützte mich, indem sie Hauttests für mich machte, und der leitende Apotheker, Mr. *Fennell,* hat sich endloser Mühe unterzogen, um allergenfreie* Medikamente für meine Verschreibungen herzustellen. Mr. *Wadley,* der Küchenchef, und die Diätspezialisten, die mit ihm zusammenarbeiten, haben Tag für Tag mehr als alle anderen getan, um meine Arbeit zu ermöglichen. Nicht zuletzt muß ich die Patienten selbst erwähnen, besonders »Joanna«, die mit ihrer Familie keine Kosten und Mühe gescheut haben, um meine Anordnungen zu befolgen und sich selbst gesund zu erhalten. Sie zu sehen und von ihnen zu hören, bedeutete für mich eine dauernde Ermutigung. Sie war ein Testfall für meine Methode. Einige

---

* allergenfrei: Allergen = allergieauslösender Stoff

der Patienten, die ich zwischen 1958 und 1965 behandelte, sind noch mit mir in Verbindung, und es ist eine Freude, von ihren gesundheitlichen Fortschritten zu hören.

Offiziell möchte ich den folgenden Autoren und ihren Verlegern danken für direkte Zitate, die ich benutzt habe: Dr. *John Fry*: *Common Diseases – Their Nature, Incidence and Care,* Medical and Technical Publications Ltd (Lancaster); Professor *Hans Selye* und *Nature; Francis Adams: The Genuine Works of Hippocrates,* Williams and Wilkins Company, Baltimore; dem verstorbenen Dr. *Blake Donaldson: Strong Medicine,* Doubleday (New York) und Cassell (London);

Dr. *F. Curtis Dohan* und dem *British Journal of Psychiatry;* Dr. *George L. Thorpe* und dem *Journal of the American Medical Association;*

Dr. *T.G. Randolph: Human Ecology and Susceptibility to the Chemical Environment,* Charles C. Thomas Springfield, Illinois.

Schließlich danke ich meiner Sekretärin, *Marjorie Hurst,* für ihre ständige unermüdliche Hilfe, und meiner Frau und meinem Sohn, die sich mit meiner Arbeit an diesem Buch so viele Jahre hindurch abgefunden haben, ohne daß ihnen das Thema langweilig wurde.

Dr. Richard Mackarness,
Basingstoke District Hospital (Psychiatrische Abteilung) 1975

Einleitung

»Die moderne Medizin hat sich zur größten Bedrohung für die Gesundheit entwickelt, und ihre Möglichkeiten der sozialen und sogar der physischen Zerrüttung werden nur noch von den Gefahren erreicht, die in der industrialisierten Nahrungsmittelproduktion liegen.« Als *Ivan Illich* dies im Jahr 1974 sagte, sprach er die beiden schlimmsten und bis jetzt weitgehend unausgesprochenen Befürchtungen der Ärzte in den derzeit »entwickelten« Ländern aus.
Britische und amerikanische (und deutsche, Anm. d. Übers.) Ärzte sind bei nahezu 50% aller Patienten, die sie aufsuchen, nicht in der Lage, eine klare Diagnose zu stellen. Deshalb dient meistens die Behandlung, die sie praktizieren, nur der Kontrolle der Symptome, nicht aber der Ausschaltung der Krankheitsursachen, die sich der ärztlichen Kenntnis immer noch entziehen. Den immer raffinierteren Untersuchungsmethoden zum Trotz, die den Klinikern und Allgemeinärzten zur Verfügung stehen, ist die Behandlung häufig im günstigsten Falle wirkungslos (vom Standpunkt des Patienten aus), im ungünstigsten Falle aber eindeutig schädlich: Dicke Bücher werden über »iatrogene« Krankheiten veröffentlicht, die als unerwünschte Nebenerscheinung bei modernen medizinischen Behandlungsweisen entstehen, besonders durch Arzneimittel.
John Fry, ein berühmter Arzt in Beckenham bei London (er betrieb als einer der ersten die Gründung des Royal College of General Practice) beschreibt in seinem Buch »Common Diseases – Their Nature, Incidence and Care« (Häufige Krankheiten – ihre Natur, ihr Vorkommen, ihre Behandlung) die drei Schocks, die den frisch approbierten Allgemeinarzt erwarten. Schock Nr. eins ist »das unsanfte Erwachen des jungen Arztes, wenn er primäre Krankenversorgung praktizieren muß und mit einer Unzahl offensichtlich unbekannter, undefinierbarer und ungewohnter emotionaler Störungen konfrontiert wird«. Schock Nr. zwei kommt, wenn es ihm klar

wird, daß unter den gegebenen Bedingungen eine Heilung fast unmöglich ist, und Nr. drei – besonders schrecklich für den wissenschaftlich und traditionell ausgebildeten modernen Arzt – besteht darin, daß sich seelische Krankheiten nicht in klare Diagnosen einordnen lassen, wie zum Beispiel Veränderungen im Blutbild, ja, daß man sie weder genau diagnostizieren noch benennen kann.

Unter »emotionalen Störungen« versteht *Fry* Störungen im Denken, Fühlen und Verhalten. Das ist genau das Arbeitsgebiet des Psychiaters, aber da es bei weitem zu wenige Psychiater gibt, muß der Allgemeinarzt versuchen, selbst damit zu Rande zu kommen – eine unerfüllbare Aufgabe, wenn er keine Ahnung hat, wie diese Störungen entstehen. Und wenn wir zu dem, was *Fry* »emotionale Krankheiten« nennt, noch die Menge anderer, gleichermaßen mysteriöser Krankheiten dazuzählen, die mehr den Körper als das Verhalten beeinflussen, dann wundert es einen nicht, daß Ärzte von allen Berufen die höchste Selbstmordziffer haben, weil sie dies erkennen und sich ihrer Unzulänglichkeit bewußt sind. Allergien, Migräne, Bluthochdruck, Herzanfälle, Verdauungsstörungen und Patienten, die sich »am ganzen Leib krank« fühlen, bringen den Arzt täglich in Verwirrung. Obwohl die pharmazeutischen Firmen ihm alle Arten chemischer Präparate zur Verfügung stellen, um die Symptome zu lindern, muß er sich in seinem Herzen sagen, daß er immer noch Medikamente, über die er wenig weiß, in Patienten hineinschüttet, über die er noch weniger weiß – ein zynischer, aber zutiefst wahrer Ausspruch über die Ärzte, der aus einer Zeit lange vor der Ära der »wissenschaftlichen« Medizin stammt.

Damit kommen wir zur zweiten Hälfte von *Ivan Illichs* Ausspruch: zu den Gefahren, die aus der industriellen Produktion von Nahrungsmitteln kommen. Könnte darin einer der Schlüssel für das Dilemma der Ärzte liegen? Könnte nicht unsere Nahrung, die heute so verfeinert, präpariert und durch Chemikalien verfälscht werden kann, alle oder wenigstens die meisten dieser neuen und seltsamen Krankheiten hervorrufen, weil wir nicht fähig sind, uns ihr anzupassen und gesund zu bleiben? Ich meine, das ist mehr als nur ein Denkansatz. Ich halte es sogar für eine der wesentlichen Lösungen. In diesem

Buch habe ich versucht, aufgrund meiner eigenen klinischen Erfahrung als Arzt und Psychiater den Beweis dafür zu liefern. Dazu kommen noch die Beobachtungen und Forschungsergebnisse einer immer größer werdenden Gruppe von Ärzten in aller Welt, die der gleichen Ansicht sind und versuchen, etwas zu unternehmen, bevor es zu spät ist.

Seit der Einführung der Antidepressiva in den fünfziger Jahren hat es keinen nennenswerten Fortschritt in der Psychiatrie gegeben. Dieses Buch soll jedoch keineswegs die gegenwärtigen Methoden der Ärzte und Psychiater in Mißkredit bringen. Statt dessen bietet es ihnen einen neuen Blickwinkel, unter dem sie die merkwürdige Wandlung auf dem Gebiet der seelischen und körperlichen Krankheiten in der westlichen Welt betrachten können.

16

Teil I

1. Kapitel

Am Mittwoch, den 23. Mai 1973, um elf Uhr vormittags, saß *Joanna* im Ärztezimmer des Park-Prewett-Krankenhauses, die Augen starr auf den Boden gerichtet und so ängstlich und niedergeschlagen, daß sie kein Wort sagen konnte. Sie sollte auf der wöchentlichen klinischen Fallkonferenz der psychiatrischen Abteilung des Distrikt-Krankenhauses von Basingstoke in England vorgestellt werden.

Die Routine dieser allwöchentlichen Fallvorstellungen ist immer die gleiche. Die drei Ärzteteams präsentieren abwechselnd einen Patienten, dessen Fall entweder in der Diagnose oder der Therapie ungewöhnlich schwierig ist. Nach einführenden Bemerkungen des behandelnden Arztes berichtet derjenige, der die Anamnese aufgenommen hat, meist der Assistent, über den Fall, unterstützt durch Berichte der Sozialarbeiter, Beschäftigungstherapeuten und klinischen Psychologen. Das Auditorium stellt Fragen, dann wird der Patient hereingebracht und »präsentiert« – in der Regel eine Qual für den Kranken, während manische, hysterische oder psychopathische Kranke das Ganze zu genießen scheinen.

Dr. *John Lyon,* der behandelnde Psychiater, Dr. *Ali Khan,* sein Assistent, und der Autor dieses Buches, einer der sechs assistierenden Psychiater des Krankenhauses, trugen *Joannas* Fallgeschichte der Zuhörerschaft aus Psychiatern, Medizinstudenten und psychiatrischen Sozialarbeitern vor. Die Patientin jedoch war so gehemmt und unglücklich, daß Dr. *Lyon* sie nach kaum zwei Minuten auf die Station zurückbringen ließ.

Joanna hatte ihren ersten anfallsartigen Zustand im Oktober 1967, nach der Geburt ihres dritten Kindes, bekommen. Sie wurde damals reizbar, war nervlich überspannt, depressiv und konnte ihr Kind nicht stillen. Gelegentlich wurde sie sogar aggressiv gegen die beiden älteren Kinder. Wegen dieser Anfälle wurde sie im Mayday-Krankenhaus in Croydon mit Elektroschocks behandelt, bevor sie 1968 nach New Hampshire umzog. Damals hatte sie etwa 70 kg gewogen, aber jetzt, im Mai 1973, wog sie fast 90 kg. In der Zwischenzeit war sie 13mal in das Park-Prewett-Krankenhaus eingeliefert worden, oft zwangsweise, denn die verschiedenen Psychiater, die ihr Hausarzt zu Hilfe rief, bezeichneten sie als eine Gefahr für ihre Kinder und sich selbst. In ihren tiefsten Phasen geistiger Verwirrung zerschnitt sie meist ihre Unterarme mit irgendeinem erreichbaren scharfen Gegenstand, nicht eigentlich in Selbstmordabsicht, sondern als wenigstens zeitweise Erleichterung in der unerträglichen Spannung und Gereiztheit, die sich in ihr angestaut hatte. Diese Wunden mußten meist genäht werden und hinterließen tiefe Narben, ganz anders als die oberflächlichen Kratzer, die sich Hysteriker beibringen, wenn sie durch vorgespielte Selbstmordszenen die Aufmerksamkeit ihrer Mitmenschen erregen wollen.

Einmal hatte *Joanna* ihren dreieinhalbjährigen Sohn bewußtlos geschlagen und ein andermal ihre ältere Tochter durch ein geschlossenes Fenster geworfen – glücklicherweise im Erdgeschoß. Es ist erstaunlich, daß ihre drei Kinder gegen ihre Mutter niemals einen Groll wegen der schlechten Behandlung hegten. Sie schienen mit der klaren, wortlosen Einsicht der Kindheit zu erkennen, daß sie sich nicht anders zu helfen wußte und sie, trotz Vernachlässigung und Gewalttätigkeiten, immer noch liebte. Ihr Ehemann zeigte die Geduld eines Heiligen und hielt zu ihr sieben schreckliche Jahre hindurch.

Die meisten Psychiater in Park Prewett hatten *Joanna* irgendwann in Behandlung gehabt. Ihre Krankheit wurde mit fast allen Lehrbuchdiagnosen etikettiert: Schizophrenie, schizo-affektive Psychose, präsenile Demenz, Temporallappen-Epilepsie, neurotische Depression und phobische Hysterie.

1969 begründete unser Klinik-Psychologe die beiden letztgenannten Diagnosen mit folgender Epikrise, in seinem köstlichen Psychologen-Jargon zusammengefaßt:

> Psychopathologie – fehlende Identifikation mit Prügelverhalten. Leistungstest: IQ 86, Verbale Fähigkeiten IQ 96; Gesamtwert IQ 91 (normal debil).
> Projektive Tests: konnte nicht viel sehen ... Einsamkeitsthemen ... der Wunsch zu fliehen.
> Rorschach-Test: stumpfsinnig, phantasielos, läßt sich nicht festlegen, zeigt körperliche Anzeichen von Angst.
> Diagnose: neurotische Depression mit Angstzuständen und Hysterie.

Der Sozialarbeiter der psychiatrischen Klinik, der *Joanna* zu Hause besuchte, berichtete, daß sie das Baby kaum jemals aus seinem Kinderwagen nahm und daß seine Windeln nur selten gewechselt wurden. Die Kinderabteilung der Ortsbehörde hatte sich ebenfalls lange mit *Joanna* und ihren Kindern befaßt, und man versuchte in stundenlangen Gesprächen mit den Psychiatern, ihre Probleme zu lösen. Immer wieder war es schon beinahe beschlossene Sache, die Kinder in ein Heim zu geben, aber die außergewöhnliche seelische Robustheit und Zufriedenheit des Knaben und der zwei kleinen Mädchen ließ es eher geraten erscheinen, sie zu Hause zu lassen.

Immer wieder dachte man sich einen Kompromiß aus, um diesen letzten Schritt zu vermeiden.

In seiner sorgfältigen Anamnese *Joannas* hatte Dr. *Khan* einige ungewöhnliche Dinge ans Licht gebracht. Ihr Vater, von Beruf Eisenbahner, war vor acht Jahren an einem Gehirntumor im Alter von 61 Jahren gestorben. Zwei Jahre später war ihre Mutter an Leberkrebs gestorben. Während ihr Vater gütig, ruhig und sympathisch war, war ihre Mutter ausgesprochen unfreundlich. Sie war sehr streng und hatte *Joanna* oft geschlagen, die sich daraufhin jedesmal weinend in ihr Zimmer zurückzog. Trotz dieser schlechten Behandlung schlief sie bis zum 18. Lebensjahr mit ihrer Mutter im gleichen Bett. Dann lernte sie ihren späteren Ehemann kennen und heiratete. Auf die Frage, ob sie ihrer Mutter böse sei, antwortete *Joanna* nur tonlos: »Nein. Ich hatte sie immer noch gern.«

Joannas Geschlechtsleben war glücklich gewesen bis zur Geburt ihres dritten Kindes im sechsten Jahr ihrer Ehe. Von da an verlor sie immer mehr das sexuelle Interesse, so daß sie während des letzten Jahres weder mit ihrem Gatten noch mit jemand anderem Geschlechtsverkehr hatte. Mit stoischer Gelassenheit akzeptierte es ihr Gatte als Teil ihrer Krankheit. Vor drei Jahren, in Park Prewett, knüpfte *Joanna* eine Bekanntschaft mit einem nicht ganz zu ihr passenden Patienten an. Es war keine körperliche Beziehung, daher versuchte auch ihr Ehemann nicht, sich einzumischen. Obwohl sie sich zu dem Mann stark hingezogen fühlte, entschied sich *Joanna* schließlich dazu, ihre Familie nicht wegen dieses Mannes zu verlassen: »wegen der Kinder und *Donald* (ihr Ehemann) . . . weil er immer so nett zu mir war.«

Als Dr. *Khan*, der ihre Lebensgeschichte aufschrieb, sie nach ihren Wünschen fragte, antwortete sie: »Gesund sein, heimgehen, glücklich sein.« Sehr normale Wünsche nach sieben Jahren psychischer Krankheit, die ihr alle Fähigkeiten zum normalen Leben genommen hatte.

Nachdem *Joanna* mit der Krankenschwester den Raum verlassen hatte, fragte Dr. *Lyon* die Versammlung nach ihren Meinungen und Vorschlägen.

Fast ohne Ausnahme wurde zur Leukotomie geraten. Alle Ärzte beurteilten die Zukunftsaussichten düster. Die drei Kinder würden dauernd ins Heim gegeben werden müssen. Die Ärzte gelangten hauptsächlich deshalb zu ihrer Meinung, weil die Belegschaft der psychiatrischen Intensivstation sich zwei bis drei Wochen lang angestrengt, aber vergeblich bemüht hatte, irgendeine Besserung zu erreichen. Auch während ihrer langen Krankheitsgeschichte mit dreizehn Klinikaufnahmen hatte sie, wenn überhaupt, dann nur kurz auf alle bekannten Kombinationen von Psychopharmaka reagiert, ebensowenig auf mehrere Serien von Elektroschock-Behandlungen.

In dieser verzweifelten Situation konnte meiner Meinung nach nichts mehr verschlimmert werden, wenn man annahm, *Joanna* sei ein besonders schwerer Fall von Nahrungsmittel-Allergie. Also bat ich das Kollegium um seine Zustimmung für meinen Versuch, ihre Gesundheit wiederherzustellen. Alle pflichteten mir bei, daß es nichts schaden könne und daß man alles ausprobieren solle, selbst die abwegigsten Möglichkeiten, bevor man sie den Neurochirurgen ausliefere. Immerhin war der eine oder andere Kollege skeptisch. Schließlich sagte Dr. *Lyon*, daß *Joanna* in der Intensivabteilung bleiben könne und daß er und seine Mitarbeiter mir jede Unterstützung geben würden.

Der Gedanke, daß Allergie oder Unverträglichkeit von bestimmten Nahrungsmitteln krank machen kann, ist keineswegs neu. Er tauchte zuerst in den Schriften des *Hippokrates* auf und wurde von verschiedenen amerikanischen Ärzten wieder aufgegriffen, zum Beispiel von *Albert Rowe*, einem Arzt in Kalifornien in den zwanziger und dreißiger Jahren. *Rowe* entwarf das, was er »Eliminierungs-Diät« nannte, wobei jeweils alle Nahrungsmittel einer bestimmten Kategorie weggelassen wurden, zum Beispiel Getreide oder Zitrusfrüchte. Wenn er diese Diätformen der Reihe nach seinen Patienten gab, konnte er das Verschwinden chronischer Symptome, wie Kopfweh, Depression, Schnupfen, Dickdarmempfindlichkeit und dauernde Müdigkeit mit dem Weglassen eines Nahrungsmittels oder einer ganzen Gruppe davon in Verbindung bringen. *Arthur Coca* in New Jersey und *Herbert Rinkel* in Kansas City bestätigten und erweiterten *Rowes* Werk, während *Ted Randolph* in Chicago seine Untersuchungen auf die chemischen Zusätze und Verunreinigungen in Nahrung, Luft und Wasser ausdehnte. *Randolph* führte auch das fünftägige Fasten am Anfang jeder Untersuchung ein. Er brachte seine Patienten dazu, fünf Tage in einer rauch- und dampffreien Atmosphäre bei nichts anderem als Quellwasser (nötigenfalls Mineralwasser in Flaschen) zu fasten. Diese Behandlung kann man bei Patienten zu Hause oder im Krankenhaus (ich habe beides ausprobiert), mit oder ohne Bettruhe durchführen. Wenn sich die Beschwerden während des Fastens nicht verringern, dann beruht die Krankheit *nicht* auf einer Nahrungsmittelallergie. Verschwinden sie aber, dann besteht der nächste Schritt in Eßtests, bei denen man dem Patienten Proben von einzelnen

Nahrungsmitteln gibt, die er vorher oft gegessen hat. Man beobachtet, ob darauf die Symptome in akuter Form zurückkehren. Sie treten gewöhnlich innerhalb von ein bis zwei Stunden, manchmal sogar nach wenigen Minuten auf. Der individuelle Eßtest wurde von *Rinkel* entwickelt, da er *Rowes* rotierende Eliminierungsdiät zu unbequem fand.

Ich kam mit dem Gebiet der Nahrungsmittel-Allergie zum erstenmal im Jahre 1958 in Berührung, als ich bei *Randolph* in Chicago in seiner Station für Nahrungsmittel-Allergien im Schwedischen Covenant-Krankenhaus war. Daraufhin erprobte ich seine Methode mehrere Jahre lang in meiner Praxis in Kew Gardens. Seit ich Psychiater geworden bin, wende ich sie in beschränktem Umfang in Park Prewett an. Der Fall *Joannas* war der erste, den ich unter genau geplanten Bedingungen angehen konnte, mit aller nur erdenklichen Hilfe von seiten des Krankenhauspersonals. Der folgende Brief Dr. *Lyons* an ihren Hausarzt, als sie wieder zu Hause war, faßt das Ergebnis der Behandlung zusammen:

Entlassungsbericht   Park-Prewett-Krankenhaus
23. Juli 1973   Basingstoke

Betrifft: Mrs. *Joanna* D., geboren 27.2.1945

Die Patientin wurde zuvor 12mal in dieses Krankenhaus eingeliefert. Diesmal wurde sie am 12. Oktober 1972 außerhalb des Amtsweges eingeliefert, nachdem sie versucht hatte, sich die Handgelenke aufzuschneiden. Sie wurde mit Elektroschock und einem breiten Spektrum von Medikamenten behandelt. Leider war die Besserung nur gering; sie blieb sehr verkrampft und hatte häufig Zustände, in denen sie sich selbst verletzte.

Am 25. April 1973 wurde sie zur weiteren Beurteilung in die Psychiatrische Intensivstation überwiesen. Zu der Zeit stand sie unter extremer nervlicher Spannung, war aber völlig außerstande, über ihre Probleme zu reden. Ihr einziger Ausweg war, sich entweder selbst zu verletzen oder dauernd wie ein Baby hin und her zu schaukeln. Unter dem Einfluß von intravenös gegebenem Valium war sie imstande, die beachtenswerte Bedeutung ihres Verhältnisses zu ihrer Mutter aufzudecken. Außerdem wurde ihr bewußt, daß sie fürchtete, für immer beeinträchtigt zu bleiben, weil sie in der Jugend masturbiert hatte, und daß sie daher starke Schuld- und Unwürdigkeitsgefühle hatte. Sie wurde nochmals vollständig untersucht, und ihre sozialen Verhältnisse wurden nochmals beurteilt. Man behandelte sie mit den verschiedensten

Medikamenten in hohen Dosierungen, außerdem nahm sie an der Beschäftigungstherapie teil. Nichts von all dem brachte nennenswerte Besserung, und schließlich stellte man sie einer Fallkonferenz vor, mit der eventuellen Aussicht auf Leukotomie.

Zu diesem Zeitpunkt sprach Dr. *Mackarness* die Vermutung aus, daß es sich um eine Nahrungsmittel-Allergie handeln könne. Um diese Möglichkeit zu untersuchen, begannen wir mit einer Versuchsreihe, in deren Verlauf sie zuerst fünf Tage lang fasten mußte und dann Proben von bestimmten Nahrungsmitteln erhielt. Das Fasten brachte eine sehr ausgeprägte Besserung ihres Zustandes, während die Probemahlzeiten schwere Reaktionen auf einige, aber nicht alle Nahrungsmittel hervorriefen. Zur weiteren Klärung unternahm man einen Doppelblindversuch. Dabei gab man ihr einzelne Nahrungsmittel, die die Diätassistentin zubereitet und mit Wasser emulgiert hatte. Die Schwestern, die den Inhalt der Proben nicht kannten, gaben sie der Patientin durch den Magenschlauch aus numerierten, umhüllten Injektionsspritzen. Die Patientin beurteilte ihre eigenen Reaktionen auf diese Proben, außerdem beurteilten sie noch zwei unabhängige Beobachter.

Bei der Dekodierung stellte es sich heraus, daß sie auf bestimmte Nahrungsmittel die gleichen schweren Reaktionen zeigte, wie beim offenen Eßtest. Keine Reaktion erfolgte auf die Nahrungsmittel, die sich bereits bei der offenen Nahrungsaufnahme als »ungefährlich« erwiesen hatten.

Während dieses Zeitraums hatte sich ihr Befinden so durchgreifend gebessert, daß wir sie nach Hause entlassen konnten, ohne ihr ein Medikament zu geben. Mrs. D. weiß nun, welches Nahrungsmittel sie krank macht. Dr. *Mackarness* hat ihr eine Liste der für sie geeigneten, »ungefährlichen« Speisen mitgegeben. Zu ihrer Information lege ich eine Liste der Nahrungsmittel bei, auf die sie mit Beschwerden reagierte, und derjenigen, auf die sie keine nachteilige Reaktion zeigte. Ebenfalls liegt eine Kopie des Speisezettels bei, den wir vorgeschlagen haben. [1]

Ich muß zugeben, daß mich dieser bemerkenswerte Behandlungserfolg überrascht hat. Er war jedoch so dramatisch, daß es meiner Meinung nach schwer wäre zu behaupten, er beruhe auf etwas anderem als einer Änderung der Diät, besonders in Anbetracht des Doppelblindversuchs. Ich hoffe, daß die Besserung anhält. Dr. *Mackarness* wird den Fall in der Ambulanz weiterverfolgen.

Hochachtungsvoll!
J.S. *Lyon, MRCP, MRCPsych, DPM*[2]
behandelnder Psychiater

---

[1] siehe Kapitel 5!
[2] MRCP = Member of the Royal College of Physicians
MRCPsych = Member of the Royal College of Psychiatrists
DPM = Diploma of Psychological Medicine

1. Kapitel

Drei Monate später sandte mir ihr Hausarzt folgenden Bericht:

»Seit ihrer Entlassung aus dem Krankenhaus im Juli 1973 hat sich *Joannas* Befinden bemerkenswert gebessert. Sie ist glücklich, fröhlich, euphorisch, manchmal sogar beinahe manisch in ihrer aufrichtigen Freude am Leben. Sie geht zur Arbeit, sorgt für ihre Kinder, ohne ihnen Schaden anzutun, besorgt den Haushalt und scheint ganz allgemein fast wieder wie früher zu sein, bevor diese Krankheit sie zum erstenmal befallen hatte.

Jedoch ißt sie hartnäckig die »falschen« Speisen, wenn sie Aufmerksamkeit und Sympathie auf sich ziehen will, oder um ihren Mann oder ihre Ärzte zu bestrafen. Dann wird sie schnell mürrisch, eigensinnig, apathisch und geistesabwesend, und einmal bekam sie Halluzinationen und glaubte ein Rudel Wild auf einem öffentlichen Parkplatz zu sehen. Diese Anfälle klingen sehr schnell ab nach intramuskulären Gaben von 10 Milligramm Diazepam (Valium) und scheinen um so seltener aufzutreten, je weniger Aufmerksamkeit sie erregen können.«

Ein Jahr nach ihrer Entlassung aus dem Krankenhaus ging es ihr immer noch durchwegs gut, abgesehen von drei kurzen Einlieferungen, als sie ihre Diät nicht eingehalten hatte und wieder erkrankt war. Nachdem man sie zwei bis drei Tage hatte fasten lassen und ihr einschärfte, sich streng an ihren erlaubten Speisezettel zu halten, war sie schnell wieder hergestellt.

Derartige Entgleisungen, die immer wieder vorkommen, obwohl der Patient genau weiß, daß er einen bösen Rückfall mit geistigen Störungen erleiden wird, deuten auf ein Suchtmoment bei Nahrungsmittel- und Chemikalien-Allergien.

Das Wort *Allergie* (wörtlich: die andersartige Reaktion, das Fehlverhalten) wurde 1906 von *Clemens von Pirquet,* einem Wiener Kinderarzt, geprägt. Er arbeitete auf dem Gebiet der Kinder-Diphtherie zusammen mit Dr. *Bela Schick,* dem Erfinder des *Schickschen* Hauttests, der die Immunität gegen diese Krankheit anzeigt. *Von Pirquet* definierte Allergie als eine erworbene, spezifische, veränderte Reaktionsfähigkeit der Körpergewebe auf chemische Substanzen.

Obwohl man von altersher allergische Erkrankungen erkannt und beschrieben hat, weiß man immer noch zu wenig über ihre Natur. Es ist jedoch bekannt, daß man Allergien auf spezifische Stoffe erwerben kann, indem man häufig mit diesen Stoffen in Berührung kommt, und daß die allgemeine Neigung zu übersensiblen oder allergischen Reaktionen erblich ist. Es liegen Schätzungen vor, nach denen etwa 80% der Bevölkerung in zivilisierten Ländern an einer erblichen Neigung zu allergischen Reaktionen leiden.

Als medizinisches Objekt entwickelte sich die Allergologie (Lehre von den Allergien) im Rahmen der Immunologie. Diese befaßt sich mit der Immunität gegen Infektionen durch Mikroorganismen, die Pocken, Diphtherie, Tetanus, Typhus und andere ansteckende Krankheiten hervorrufen. Frühere Forscher auf diesem Gebiet erzielten nach der Injektion abgetöteter Keime (Antigene genannt, weil sie die Bildung von Antikörpern hervorrufen) nicht nur die erwünschte Immunisierung, sondern stießen auch auf Überempfindlichkeits-Reaktionen. Diese Entdeckung führte zur Entwicklung der Hauttests auf Immunität. Bei solchen Tests wird eine sehr geringe Menge abgetöteter Keime mit einer dünnen Nadel in die Haut eingespritzt. Wenn der Patient sich früher mit dieser Krankheit infiziert, sie überwunden und Immunität erlangt hatte, rötet sich die Einstichstelle in der Haut oder schwillt an. Bei fehlender Immunität erscheint keine Quaddel (Schwellung). Der nächste Schritt in diesem Fall besteht darin, eine Reihe konzentrierter Injektionen toter Keime zu geben, bis sich genügend schützende Antikörper gebildet haben, die Immunität verleihen und eine Hautreaktion hervorrufen. Diese Hauttests und die darauffolgenden Impfungen sind die Grundlage der staatlichen Impfprogramme. Sie wurden zum Schutz der Kinder vor Infektionen wie Scharlach und Diphtherie eingeführt, die im 19. Jahrhundert so zahllose Todesopfer forderten. Jedoch, manche Menschen sind bzw. werden ebenso überempfindlich oder allergisch gegen die eingespritzten Antigene.

Immunität und Allergie, die beiden entgegengesetzten Reaktionen auf die Impfung mit demselben Stoff, erklärte *von Pirquet* als veränderte Reaktionsfähigkeit auf eine Exposition: einerseits selbsterworbene oder durch Impfung hervorgerufene Immunität, andererseits Überempfindlichkeit. Beide beruhen auf der Antigen-Antikörper-Reaktion, deren chemischer Reaktionsablauf bekannt ist; beide kann man durch Hauttests demonstrieren, die seither in der konventionellen Allergiebehandlung die conditio sine qua non bilden. Einen Heuschnupfen-

Patienten zum Beispiel unterwirft man subkutanen Testinjektionen verschiedener Pollenextrakte; anschließend gibt man ihm immunisierende Spritzen gegen die Pollensorten, gegen die er sich in den Hauttests empfindlich gezeigt hat. Diese Injektionen stärken die Widerstandskraft des Patienten gegen das Allergen, ohne daß wir die genauen Vorgänge dabei kennen.

Die Konvention ist eine starke Macht in der Medizin. Die meisten Allergologen haben nun schon seit Jahren ihre klinische Arbeit auf Erscheinungen wie Asthma und Heuschnupfen beschränkt, die auf Hauttests und desensibilisierende Injektionen abgestufter Konzentrationen von Allergen ansprechen. Die häufigsten dieser Allergene sind Pollen, Hausstaub und andere eingeatmete Antigene.

Vor diesem Hintergrund eines Dreivierteljahrhunderts konventioneller Allergiepraxis begann *Albert Rowe* die Aufmerksamkeit der Medizin auf die Bedeutung der Nahrungsmittel-Allergie als einen Faktor bei zahlreichen häufigen Krankheiten zu lenken. Er empfahl die Eliminierungsdiät als Mittel, um die für die Allergien verantwortlichen Nahrungsmittel zu identifizieren und auszuschließen. Sein Konzept war empirisch und klinisch und stimmte überein mit *von Pirquets* weitsichtiger biologischer Betrachtungsweise.

Die Idee, daß Empfindlichkeit gegen Nahrungsmittel geistig-seelische Störungen auslösen kann, stammt ursprünglich nicht von *Rowe*. In den frühen zwanziger Jahren hatten drei amerikanische Ärzte unabhängig voneinander auf Verhaltensänderungen von Kindern hingewiesen, die an Allergien gegen Nahrungsmittel und andere Stoffe litten[3]), während 1930 in Frankreich Professor *Valéry Radot*, der Doyen der französischen Allergologen, einen Fall von »manisch-depressiver Reaktion« bei einem Patienten mit einer Nahrungsmittelallergie berichtete. *Rowe* jedoch bahnte den Weg für die Eliminierungsdiät in der Behandlung der Symptome der Nahrungsmittelallergien, und mehr als jeder andere lenkte er die Aufmerksamkeit der Medizin

---

[3]) *Shannon* schrieb: »Von besonderem Interesse sind bei diesen Fällen die Krämpfe. Sie weisen auf eine, möglicherweise allergische, Beeinflussung des Zentralnervensystems hin.«

auf den weiten Anwendungsbereich dieser Diätbehandlung und auf die Vielfalt der chronischen Beschwerden – einschließlich psychischer –, die dadurch gelindert werden konnten.

Rowe begann gleich nach dem Ersten Weltkrieg mit seiner Arbeit. Er war ein alter Mann, als ich ihn 1963 besuchte. In seiner Praxis war er aber immer noch tätig und zeigte mir seine riesige Privatklinik für Nahrungsmittelallergien in Oakland nördlich San Francisco. Sein Einkommen betrug, wie er mir sagte, 193000 Dollar pro Jahr nach Steuerabzug! Die Patienten, mit denen ich sprach, hatten das Gefühl, daß sie für ihr Geld einen guten Gegenwert bekamen.

Etwa fünf Jahre vorher, im Winter 1958, hatte mir *Ted Randolph* einige seiner Patienten im Schwedischen Covenant-Krankenhaus in Chicago gezeigt. Diese Fälle überzeugten mich, daß die Nahrungsmittel-Allergie der Schlüssel zu einer Anzahl hartnäckiger, rätselhafter Krankheiten bei Patienten meiner Praxis in England sei.

Wie die meisten Allgemeinärzte hatte ich verschiedene Patienten, die schwer unter Krankheiten litten, für deren Symptome ich keine Ursache finden konnte. Früher war es üblich, diesen Leuten zu sagen, sie sollten sich zusammennehmen und hoffen, daß es besser wird. Heute werden diese Krankheiten häufig als »psychosomatisch« etikettiert und man bietet den Patienten psychiatrische Hilfe, obwohl auch das schließlich darauf hinauslaufen kann, daß man ihnen sagt, sie sollten sich damit abfinden – so nett wie möglich natürlich, und indem man ihnen Tranquilizer verschreibt.

Wenn all die Zeit, das Geld und die Arbeit, die man in den Krankenhäusern aufwendet, um diesen Leuten zu beweisen, daß ihnen »physisch nichts fehlt«, sie instand setzen würde, geheilt und beruhigt nach Hause zu gehen, dann wäre das wohl der Mühe wert. In wenigen Fällen gelingt es, aber die Mehrheit der Patienten fühlt sich weiterhin so krank wie zuvor, wenn nicht schlimmer.

Eine von ihnen, Frau *A.*, konsultierte mich vor meiner Reise nach Chicago. Ihre Krankengeschichte ist in der Julinummer 1959 der *Medical World* berichtet, unter dem Titel: »Steinzeitdiät für funktionelle Beschwerden«. Sie war 32 Jahre alt, glücklich verheiratet, mit einem Kind, das gerade in die Schule kam. Ich erinnere mich, daß sie eine etwas vollschlanke, ziemlich hübsche Frau mit rosigem Teint war, mit einer sanften Stimme und einem Haus, das nach Möbelpolitur roch. Sie arbeitete als Haushaltshilfe im Auftrag der örtlichen Sozialbehörde. Sie ging freundlich und rücksichtsvoll mit den alten Leuten und Invaliden um, die sie zu betreuen hatte, und war deshalb sehr beliebt.

In meiner Sprechstunde klagte sie, daß sie sich seit drei Wochen unpäßlich und elend fühle, mit gelegentlich auftretenden Schmerzen im Unterleib. Sie berichtete, »ihr Bauch sei richtig aufgebläht«, wenn sie etwas gegessen habe, daß ihre Periode stärker geworden sei und daß sie leicht ermüde. Die Untersuchung ergab Druckempfindlichkeit in der Gegend des rechten Eierstocks.

Drei Tage später hatte sie solch einen akuten Schmerzanfall, daß ich den Gynäkologen des Ortes hinzuzog, weil ich dachte, ihre Schmerzen könnten mit ihrer starken Monatsblutung in Zusammenhang stehen. Er konnte keine Anzeichen einer Unterleibserkrankung finden, und Bluttests ergaben nur eine »sehr schwache Eisenmangelanämie; Leukozyten normal.«

Ich beruhigte Frau *A.*, gab ihr Eisentabletten und erlaubte ihr Teilzeitarbeit. Innerhalb eines Monats war sie wieder bei mir und sagte, daß sie seit dem Besuch des Gynäkologen immer wieder Blähungen und kolikartige Schmerzen gehabt habe; beide träten innerhalb weniger Minuten nach dem Essen auf und dauerten etwa zwei Stunden. Sie hatte keinen Brechreiz und keinen Durchfall; tatsächlich war sie meist verstopft. Sie fühlte sich nur wohl, wenn sie nichts aß. Ich untersuchte sie, nachdem sie eine kleine Mahlzeit gegessen hatte, und konnte eine Schwellung in der Nähe des Blinddarms ertasten.

Ich gab ihr eine säurebindende Medizin, die Belladonna enthielt; diese sollte sie regelmäßig vor den Mahlzeiten nehmen. Eine Woche später kam sie wieder und sagte, die Medizin verursache Durchfall, trockne den Mund aus und bringe ihr weder für die Koliken noch die Blähungen Erleichterung. Am 3. Oktober, fast zwei Monate, seit sie zum erstenmal in meiner Sprechstunde war, sah sie richtig krank aus, und ich überwies sie dem Chefchirurgen des Krankenhauses zur

1. Kapitel

Untersuchung, mit einer vorläufigen Diagnose auf regionale Ileitis (Morbus Crohn, Entzündung der letzten Dünndarmschlinge). Die Röntgenaufnahme, die den Weg des Barium-Darmeinlaufs und die Passage des getrunkenen Bariumbreis (Röntgenkontrastmittel) verfolgte, war normal. Frau A. wurde dem Gastroenterologen des Krankenhauses überwiesen, der sie am 20. November untersuchte. Bei direkter visueller Untersuchung mit dem Rektoskop fand er keine Mißbildung im Mastdarm und unteren Dickdarm. Er schrieb, im Einklang mit meiner vorläufigen Diagnose, es sei möglicherweise zu früh, um die Krankheit im Röntgenbild zu erkennen.

Während der nächsten zwei Wochen wurde Frau A.'s Blut erneut gründlich untersucht, ohne Befund. Ihre Gallenblase wurde durchleuchtet, ebenfalls ohne Befund. Am 18. Dezember wurde sie nach Hause in meine Obhut entlassen. Der Schlußbericht des Gastroenterologen lautete:

»Es gelang uns nicht, in diesem Fall irgendwelche Zeichen einer körperlichen Krankheit zu finden, und offen gesagt zweifle ich, daß überhaupt eine vorliegt. Ich hatte bei ihrem letzten Besuch ein längeres Gespräch mit ihr über ihr Privatleben... Ich glaube, daß ihre Beschwerden wohl mit einer Periode der Anspannung zusammenhängen, und da sie sich jetzt zu legen scheinen, mag eine weitere Untersuchung unnötig sein. Ich habe sie über ihren körperlichen Zustand beruhigt.«

Mit »Anspannung« meinte dieser Spezialist »seelische Spannung«, eine Diagnose, die oft auf Leute wie Frau *A*. angewandt wird, deren Krankheiten man nicht mit den Fachausdrücken der orthodoxen Pathologie bezeichnen kann. Da ihre Symptome keine nachweisbare körperliche Grundlage hatten, entschied das Krankenhaus, daß sie nicht wirklich krank sei und daß man sie nur nachdrücklich genug beruhigen müsse, dann würde es ihr schon besser gehen. Ihre Reaktion darauf war, daß es ihr immer schlechter ging. Zu diesem Zeitpunkt fuhr ich nach Amerika.

Bei meiner Rückkehr fand ich sie in einem noch viel schlimmeren Zustand. Sie hatte sich so krank gefühlt, daß sie die letzten zwei Monate nicht arbeiten konnte, und sie hatte 20 Pfund verloren, indem sie sich halb zu Tode hungerte, um die Schmerzen und Blähungen zu vermeiden, die sie nach jeder Mahlzeit quälten.

Ich erklärte ihr die Ideen, die ich aus Amerika mitgebracht hatte, und wir beschlossen, sie auszuprobieren. Der Einfachheit halber sollte sie beginnen, alle Getreideprodukte wegzulassen, die bis jetzt ihre Hauptnahrung gewesen waren. Sie nahm ein Schulheft und schrieb auf die erste Seite:

> *Eliminierungs-Diät*
> Alle Brotsorten, Kekse, Kuchen usw., die aus Mehl gemacht sind, vermeiden,
> nur reines Wasser trinken,
> nur ein Nahrungsmittel pro Mahlzeit essen,
> drei Mahlzeiten pro Tag.
> Wenn keine Blähungen auftreten, dann ist das Nahrungsmittel in Ordnung.

Ich besuchte sie regelmäßig zu Hause, um mit ihr das Heft durchzugehen, und am Ende der ersten Woche hatten wir verschiedene Speisen herausgefunden, die sie ohne Schmerzen essen konnte: Eier, Milch, Schinken, rotes Fleisch und Orangen. Aber Brot, Kartoffeln, Büchsensuppen, Fisch und Innereien waren schlecht für sie, das Weißbrot am schlimmsten von allen. Weißbrot gab ich ihr am vierten Tag als Testmahlzeit, nachdem sie bei getreideloser Diät zwei Tage lang frei von Beschwerden gewesen war. Das Ergebnis waren extrem starke Blähungen, Kopfweh und Unbehagen.

Drei Wochen lang zeichnete sie ihre Eliminierungs-Diät auf; gelegentlich nahm sie in den Speisezettel auf meinen Vorschlag Nahrungsmittel auf, die bereits Reaktionen hervorgerufen hatten oder dies möglicherweise tun konnten, um die Wirkung zu beobachten.

Nach dieser Zeit fühlte sie sich wohler und sah besser aus, hatte begonnen zuzunehmen und konnte wieder arbeiten. Bis ich Kew fünf Jahre später verließ, blieb sie wohlauf.

Nicht einmal in dieser ersten Zeit war ihre Diät allzu eintönig, wie die Liste der für sie unschädlichen und schädlichen Speisen zeigt (s. nachstehende Tabelle!). Später konnten wir die Auswahl erweitern, indem wir Nahrungsmittel testeten, die sie normalerweise nicht aß.

Speisen, die keine Reaktion hervorriefen:

Rindfleisch, Steak
Lamm und Hammel
Kalbfleisch
Speck, Schinken, Schweinefleisch
Huhn, Eier
hausgemachte Suppe (aus Fleischbrühe)

Milch, Butter, Sahne
Kaffee, Tee
Orangen, Äpfel, Grapefruit
Salat

Speisen, die Reaktionen hervorriefen:	*Stärke der Reaktion:*
Frühstücksflocken (z.B. Cornflakes)	extrem
Brot, Kekse, Kuchen	extrem
weiße Rüben (Pastinak)	extrem
alle tiefgekühlten Gemüse	extrem
Würste (englische, mit Mehlzusatz)	extrem
Marmeladetörtchen (aus Weißmehl)	extrem
Fisch	extrem bis mäßig
Kartoffeln	mäßig
Würste (kontinentale, ohne Mehl)	mäßig
alles in Dosen (z.B. Corned beef, Suppe, Lachs)	mäßig
Mandelpudding aus Maisstärke	mäßig
Käse	leicht
Rote Bete	leicht
Milchpudding (mit Zucker und Milch)	leicht
Tomaten	leicht

Ermutigt durch die guten Ergebnisse, die ich mit Frau *A.* erzielt hatte, wandte ich die Methode mit verschieden großem Erfolg auf andere Fälle an, einschließlich bei Patienten mit »Fibrositis« (Muskelrheumatismus), Schwindelgefühl, chronischer Müdigkeit, Fettleibigkeit, Bluthochdruck und Asthma. Für die körperlichen Symptome all dieser Patienten hatten die Spezialisten, die sie untersuchten und die ihnen nicht helfen konnten, die verschiedensten »psychosomatischen« Erklärungen gegeben.

1. Kapitel

Meinem offensichtlichen Erfolg zum Trotz nagten Zweifel an mir. Ich argwöhnte, daß die Besserung, die ich bei meinen Patienten erlebt hatte, vielleicht weniger das Ergebnis der Diät und Umweltveränderung sei (in einigen Fällen hatte ich Patienten, die in gasbeheizten Räumen lebten, veranlaßt, in elektrisch geheizte Wohnungen zu ziehen), sondern auf Suggestion und der ansteckenden Wirkung meiner eigenen Begeisterung beruhe. Der Fall von *Michael B.* nahm mir jedoch alle Zweifel.

Der siebenjährige *Michael B.* war der zweite von drei Brüdern, Söhnen eines Krankenhaus-Ingenieurs und seiner Frau, einer Lehrerin. Es gab eine Vorgeschichte allergischer Erkrankungen (Asthma, Ekzem und Colitis ulcerosa) auf beiden Seiten der Familie. *Michaels* Vater litt unter schweren Schwindelanfällen mit Übelkeit und Erbrechen, die ein Krankenhaus-Spezialist als *Menieresche* Krankheit [4]) diagnostiziert hatte.

Michael war ein überaktiver, rothaariger kleiner Junge. Er war vergnügt und im Gespräch amüsant, wenn es ihm gutging. Im Juli 1958 jedoch, bevor er und seine Familie in meine Patientenkartei aufgenommen wurden, schickte ihn der Schularzt zur Erziehungsberatungsstelle, da er immer verstörter und schwieriger zu behandeln war. Seine Hauptleiden waren Nägelbeißen, Bettnässen, Stottern, Schlaflosigkeit, Händezittern, Streitlust und die Unfähigkeit, sich auf die Schule zu konzentrieren. In seinen schlimmsten Phasen wurde er beinahe zum Berserker, rannte ziellos herum, zerschlug seine Spielsachen und griff seine Brüder an.

Nach meiner Rückkehr von Amerika im Dezember 1958 kam seine Mutter allein zu mir, um mich seinetwegen zum erstenmal zu konsultieren. Sie war nicht sehr glücklich über seine Fortschritte bei der Erziehungsberatungsstelle und wollte wissen, ob man noch etwas anderes für ihn tun könne. Da sie intelligent war, erklärte ich ihr die

---

[4]) Sie entsteht durch entzündlich oder allergisch ausgelösten Blutandrang im Labyrinth, dem Gleichgewichtsorgan im inneren Ohr. Die Symptome sind unter anderem Blässe, Brechreiz, Schwindel und vorübergehende Hör- und Sehstörungen. Die Erkrankung wurde zuerst von dem französischen Arzt *Prosper Menière* (1799–1862) beschrieben.

Theorie der Eliminierungsdiät und überließ es ihr, sie mit *Michael* durchzuführen ohne daß ich ihn selbst gesehen hatte. Ich war darauf bedacht, jede Spur von persönlichem oder psychotherapeutischem Einfluß auf den Jungen zu vermeiden.

Nach drei Tagen Diät ohne chemisch behandelte Nahrungsmittel und Getreideprodukte ging es ihm bereits besser. Am Ende der Woche, als ihn seine Mutter zur regelmäßigen Konsultation in die Erziehungsberatungsstelle brachte, war er ein normales Kind. Der Psychiater äußerte sich erstaunt über die Besserung, rümpfte jedoch die Nase über die Idee, daß die Diät irgend etwas damit zu tun habe. *Michaels* Mutter erzählte ihm nichts weiter davon, aus Furcht, ihn zu verärgern. Sie rief mich an, voll Sorge, daß *Michaels* Besserung nichts als ein Zufall und deshalb nicht von Dauer sei. Ich gab ihr den Rat, ihm alle seine gewohnten Getreideprodukte und anderen Kohlenhydrate wieder zu geben: Cornflakes, Weißbrot, Eis am Stiel, Kekse, Kuchen und Milchschokolade. Nach zwei Tagen ging es ihm so schlecht wie zuvor. Sie rief mich wieder an und fragte mich in panischer Angst um Rat. Ich sagte ihr, daß sie ihn wieder auf getreidefreie Diät setzen solle. Es war für sie nicht ganz leicht, ihn zur Aufgabe der Kohlenhydrate zu überreden, nach denen er anscheinend süchtig war, aber nach einigen Tagen hatte sie damit Erfolg, und es ging ihm daraufhin wieder gut.

Das war im Februar 1959. Von da an bis heute ist er gesund geblieben. Er hatte nur Rückfälle, wenn er aus Unachtsamkeit seine Diät nicht einhielt. Seine Mutter arbeitete eine ziemlich vollständige Liste der für ihn unschädlichen und schädlichen Nahrungsmittel aus:

Nahrungsmittel, die keine Reaktion hervorrufen:

alle Arten von Fleisch, Geflügel und Innereien, Speck, Eier, Milch, Fische (mit Ausnahme von Rochen und Hering), Butter, Schweineschmalz, Blumenkohl, grüner Salat, Gurken, Bananen, Äpfel (nicht sauer), Orangen (in beschränkten Mengen), Eis (von Lyons, Walls oder Neilsons), Tee, Kaffee, Kakao.

Nahrungsmittel, die Reaktionen hervorrufen:	Stärke der Reaktion:
Weizenmehl	extrem
Maismehl	extrem
Käse	extrem (besonders als Kochkäse)
Rochen	extrem
Heringe	extrem (Erbrechen)
Bücklinge	extrem (Erbrechen)
Räucherheringe	extrem (Erbrechen)
Fischkonserven	extrem (Erbrechen)
Fleischextrakt (Marke Marmite)	extrem
Kartoffeln	mäßig
Obst in Dosen	mäßig
Milchschokolade	mäßig
gekochte Tomaten	mäßig
gekaufte Süßigkeiten (nicht alle)	leicht
saure Äpfel (meist englische)	leicht
saure Orangen	leicht

Ich könnte viele solcher Fallgeschichten aus meiner Patientenkartei berichten. Die beiden, die ich geschildert habe, sind jedoch typisch, und man kann einige allgemeine Schlüsse daraus ziehen:

Die Eliminierungsdiät ist eine einfache Methode. Ihre Brauchbarkeit kann man durch Ursache und Wirkung zeigen. Wenn einmal eine Besserung eingetreten ist, kann man beweisen, daß die Krankheit ihre Ursache in Umweltbedingungen hat, indem man die Patienten wieder diesen Bedingungen aussetzt, das heißt, den krankmachenden Nahrungsmitteln, und dann beobachtet, wie die Symptome wieder auftreten.

Studiert man die Listen der Speisen, die bei Frau *A.* und *Michael B.* Fehlreaktionen hervorgerufen haben, dann drängt sich einem der Gedanke auf, daß möglicherweise nicht die Nahrungsmittel selbst, sondern ihre chemischen Zusätze verantwortlich sind. Frau *A.* konnte zum Beispiel ihre eigene hausgemachte Suppe essen, aber Suppe aus der Dose machte ihr Beschwerden. Konservendosen sind innen oft mit einem goldfarbenen Harz beschichtet, gegen das manche Leute bekanntlich empfindlich sind. Ebenso fügen viele Suppenfabrikanten ihren Konserven Natriumglutamat bei, einen fleischartig schmeckenden Aromastoff, der kürzlich im *British Medical Journal* unter Beschuß geraten ist. Er verursacht einen Zustand, den man kurioserweise »Kwoks Übel« oder »Chinarestaurant-Syndrom« nennt.

Dr. *Robert Kwok,* ein amerikanischer Wissenschaftler, ißt regelmäßig chinesisch. Eines Tages ergriff ihn in einem Chinarestaurant ein furchtbarer, beklemmender Schmerz in der Brust und strahlte bis in den Nacken aus. Dr. *Kwok* glaubte, ohnmächtig zu werden und brach beinahe über dem Tisch zusammen. Der akute Schmerz, den er für den Beginn eines Herzinfarkts hielt, ließ nach ein paar Minuten nach. Aber Dr. *Kwok* war so erschüttert, daß er beschloß, herauszufinden, was diese alarmierenden Symptome verursacht hatte. Nach langem Forschen, zusammen mit interessierten Kollegen, fand er schließlich die Antwort: Er hatte eine Allergie auf Natriumglutamat, das einige chinesische Köche in beträchtlichen Mengen dem Essen zusetzen. *Kwok* veröffentlichte seinen Fall zuerst im *New England Journal of Medicine.* Sein Name und das damit verbundene Syndrom wurden zum Begriff für die Ärzte der ganzen Welt.

Am Schluß meines Aufsatzes über die Fälle von Frau *A.* und *Michael B.* sprach ich die Vermutung aus, daß Allergie gegen Nahrungsmittel und Chemikalien sehr viel häufiger Ursache chronischer Krankheitszustände sei, als die meisten Ärzte sich vorstellen können.

Hier folgen die Schlußabsätze:

Ergebnis:
Viele Theorien sind bis jetzt aufgestellt worden, um die Zunahme der Fälle von Neurosen und psychosomatischen Krankheiten in unseren Tagen zu erklären. Die Psychiater haben bisher hartnäckig behauptet, das Geheimnis zu kennen, aber irgendwie ist es ihnen nicht gelungen, dem praktischen Arzt eine brauchbare Lösung anzubieten.

Ich bin durchaus nicht der Meinung, daß wir heute einem wesentlich größeren psychischen Streß ausgesetzt sind als vor fünfundzwanzig Jahren. Aber ich bin sicher, daß die Verfeinerung und Verfälschung der Nahrungsmittel durch chemische Zusätze in diesem Zeitraum ungeheuer zugenommen hat, ebenso der Konsum an gebleichter Stärke und raffiniertem Zucker (Weißbrot, Kuchen, Kekse, Süßigkeiten und zuckerhaltige Getränke).

Es wäre recht verwunderlich, wenn die Menschen *nicht* allergisch reagieren würden auf Pestizide, die auf den Boden und die Ernte gesprüht werden, auf Mehl-»Schönungsmittel«, Antioxydantien, Emulgatoren, künstliche Farbstoffe, Konservierungsmittel und die ganze schreckenerregende Schlachtordnung der potentiell giftigen Substanzen, die heutzutage unserer Nahrung zugesetzt werden, um Aussehen, Geschmack, Lagerfähigkeit und Verkäuflichkeit zu verbessern.

Könnten psychosomatische oder funktionelle Erkrankungen nicht die Wirkungen der Allergie gegen diese neuen synthetischen Chemikalien sein, die wir in immer größeren Mengen zu uns nehmen, je mehr sich die Supermärkte ausbreiten?

Ich bin der Ansicht, daß die »Steinzeit«-Eliminierungsdiät [5]) nicht nur diese Frage beantworten hilft, sondern auch Tausenden von Menschen Erleichterung bringen kann, die durch all dies gesundheitlich Schaden erlitten haben.

Zusammenfassung:

Der Aufsatz beschreibt Nahrungsmittel-Allergie als Krankheitsursache und im besonderen die Rolle raffinierter Getreideprodukte als Allergene. Er schildert, wie vier Fälle von psychosomatischen, zu Arbeitsunfähigkeit führenden Störungen nicht mit psychiatrischen Methoden, sondern mit Hilfe einer (getreidelosen) »Steinzeit-Eliminierungs-Diät« behandelt wurden.

---

[5]) siehe auch Kapitel 7!

1. Kapitel

Die Begleiterscheinungen der zunehmenden Verwendung chemischer Nahrungszusätze werden kurz diskutiert.

Da die umweltbedingte Erkrankung (Allergie gegen Nahrungsmittel und Chemikalien) noch nicht in ihrer vollen Tragweite erkannt wurde, gibt es auch keine statistischen Untersuchungen darüber. Wir können nur schätzen, wie weit sie verbreitet ist. Seit ich jedoch diesen Artikel schrieb, habe ich viel mehr Erfahrung auf diesem Gebiet dazugewonnen. Ich würde jetzt die Verbreitung dieses Krankheitstyps versuchsweise so ansetzen: 30% der Patienten von Allgemeinärzten haben Beschwerden, deren Ursachen ausschließlich Allergien gegen Nahrungsmittel und Chemikalien sind; bei weiteren 30% lassen sich die Symptome zumindest teilweise darauf zurückführen; die Symptome der restlichen 40% haben nichts mit Allergie zu tun. Meine amerikanischen Kollegen geben ähnliche Zahlen an. Wenn wir recht haben, dann muß sich die medizinische Anschauung über Gesundheitsstörungen vollkommen ändern, zugleich müssen die Taktik der Regierung und die Gesetzgebung über die Ernährung von Grund auf revidiert werden.

Unter den 30%, deren Symptome teilweise auf Nahrungsmittel- und Chemikalien-Allergien beruhen, finden sich die Patienten, deren Erkrankung bis zu einem gewissen Grad durch psychische Faktoren oder durch frühere schlechte Erfahrungen bedingt ist. Diesen Patienten kann man durch Psychotherapie helfen. Medikamente, wie Chlorpromazin, die offenbar psychotisches (unausgeglichenes) Denken umstimmen oder normalisieren können, wird man so lange anwenden müssen, als es an Psychiatern und Einrichtungen fehlt, um psychisch Kranke gründlich zu untersuchen und zu behandeln. Auch wirken sich rein psychische Faktoren auf die größere oder geringere Fähigkeit des Menschen aus, sich Streß aller Art anzupassen. Die Empfindlichkeit gegen bestimmte Nahrungsmittel und Chemikalien ist dabei nur *eine* Form von Streß bzw. bedingt die Streßempfindlichkeit.

Interessanterweise haben Dr. *John Fry* (siehe Einleitung!) und seine Kollegen am Royal College of General Practitioners in England aufgrund sorgfältiger Statistiken über Krankheitsfälle in allgemeinen

Praxen Zahlen veröffentlicht, die meinen oben angegebenen sehr ähnlich sind – *aber sie haben sie mit seelisch bedingten Krankheiten* (oder psychosomatischen Krankheiten, wie man heute sagt) *in Beziehung gesetzt.* Fry schätzt, daß 30% der Krankheiten seelisch bedingt sind (er schließt Depression in diese Zahl ein). Der Rest, mit oder ohne seelische Komponente, ist seiner Entstehung nach physisch oder organisch: Verletzungen, Infektionen, Krebs, degenerative Krankheiten und so weiter.

Wenn *Frys* und meine Zahlen einigermaßen genau sind, dann kann der Widerspruch in der Ursachenbeschreibung leicht geklärt werden, indem man zeigt, daß seine 30% »psychosomatischer« Fälle (die nach seiner Aussage für die Ärzte so geheimnisvoll sind) in Wirklichkeit *somatopsychisch* sind und eher auf Allergien als auf psychischen Vorgängen beruhen.

Findet man die krankmachenden Nahrungsmittel und Chemikalien und schließt sie aus, dann können die Patienten in 80 bis 90% der Fälle völlig geheilt werden. (Je früher man mit der Behandlung beginnt, desto vollständiger läßt sich der zugrundeliegende allergische Prozeß rückgängig machen.) Den restlichen 10 bis 20% der Patienten, deren Zustand schon lange besteht und bei denen oft wiederholte allergische Reaktionen irreversible Veränderungen der Körpergewebe oder tiefsitzende seelische Konditionierung bewirkt haben, kann man ebenfalls helfen. Bei ihnen kann man jedoch nur eine teilweise Besserung erreichen, da nach vielen Jahren der Allergie pathologische Veränderungen zurückbleiben und Suchtäquivalente das konsequente Weglassen erschweren.

2. Kapitel

In letzter Zeit haben sich in den westlichen Ländern die Umweltforscher und Umweltschützer immer lauter vernehmen lassen. Sie äußern sich aber in erster Linie besorgt über zukünftige Langzeitwirkungen chemischer Zusätze und Verunreinigungen in Nahrungsmitteln, künstlicher Düngemittel und Pflanzenschutzmittel im Boden. Nur sehr wenige haben erkannt, daß schon *jetzt* viele von uns infolge der chemischen Kontamination der Nahrung und der Atemluft erkranken. Der Grund liegt darin, daß die Ökologen und die sie beratenden Ärzte und Wissenschaftler mehr in Kategorien der Toxikologie und dem Begriff der Vergiftung denken als an Allergien.[6]

In der Tat sind Allergie oder Intoleranz gegen Substanzen aus der Umwelt nichts Neues; sie traten wahrscheinlich immer schon als Nebenprodukt der menschlichen Evolution in einer sich verändernden Welt auf. Den Begriff »Ökologie« wandte man 1866 zum erstenmal an, um die gegenseitigen Beziehungen der Lebewesen untereinander und zwischen ihnen und ihrer physikalischen Umwelt zu bezeichnen, wie sie *Darwin* bereits beschrieben hatte. Eingeschlossen in den Begriff des ökologischen Gleichgewichts ist der lange und schwierige Prozeß der Anpassung, in dessen Verlauf die Menschen dazu gelangten, in Harmonie mit ihrer physikalischen Umwelt zu leben. Es gibt eine Regel in der Ökologie, nach der ein Lebewesen umso besser an äußere Umstände angepaßt ist, je länger es ihnen (im Laufe seiner Evolution) ausgesetzt war: Man findet sehr viel seltener einen Patienten, der durch Verzehr von Fleisch oder durch

---

[6]) Anm. d. Übers.: Dabei ist zu beachten, daß selbst geringe Konzentrationen bestimmter chemischer Stoffe, die noch lange keine Vergiftung bewirken, bei dafür sensiblen Personen schwere Allergien auslösen können. In der Allergologie gelten also in der Regel viel niedrigere »zulässige« Konzentrationen als in der Toxikologie (Giftkunde). Ein Allergiker kann auf Spuren eines bestimmten Stoffes ansprechen, die mit den Mitteln der chemischen Analyse kaum mehr nachweisbar sind.

normale Sonnenbestrahlung geschädigt wird, als einen, den weizenhaltige Nahrung oder das Einatmen von Benzinabgasen in verkehrsreichen Straßen krank gemacht hat.

Die menschliche Ernährung hat sich im Laufe von Jahrmillionen von der Pflanzennahrung der waldbewohnenden Sammler (ähnlich wie bei den heutigen Affen) zur Fleischnahrung entwickelt. Fleisch war für den Menschen die Hauptnahrung über neun Zehntel der Zeit, seit er aufrecht zu gehen und seine Hände als Werkzeug zu gebrauchen lernte. Stärke und Zucker als Grundnahrungsmittel sind dagegen eine ziemlich neue Errungenschaft: Sie bilden seit höchstens 10000 Jahren einen Teil unseres Speisezettels, während unsere Vorfahren schon mindestens zwei bis drei Millionen Jahre fast ausschließlich von Fleisch und Fett und Proteinen lebten.

Unsere moderne, auf Kohlenhydraten aufgebaute Ernährung aus höchst verfeinerten und verfälschten Speisen, mit hunderten neu entwickelter synthetischer Chemikalien versetzt, ist eine so neue Erfindung, daß man noch nicht genug Zeit hatte, ihre Wirkung auf die Menschen eingehend zu untersuchen. Alle Anzeichen aber deuten darauf hin, daß diese Wirkung schädlich ist.

Lebewesen unterscheiden sich von unbelebten Gegenständen durch ihre Fähigkeit, sich an Änderungen in ihrer Umgebung anzupassen. »Anpassung« ist (nach *Websters* New International Dictionary) »die Abänderung eines Tieres oder einer Pflanze (oder deren Teile bzw. Organe), wodurch es besser in Stand gesetzt wird, unter den Bedingungen seiner Umwelt zu existieren.« »Abänderung eines Tieres« kann strukturelle, funktionelle und Verhaltens-Änderungen einschließen, die Nervensystem, Hormondrüsen und Enzymsysteme [7] der Zelle betreffen. Im menschlichen Organismus haben das Gehirn

---

[7]) »Enzym« bedeutet wörtlich »in der Hefe«. Die ersten Enzyme, die erforscht und beschrieben wurden, waren die der Weinhefe, die bei der alkoholischen Gärung Zucker in Alkohol verwandeln. Man nennt die Enzyme auch Biokatalysatoren, weil sie biochemische Reaktionen beschleunigen. Jede Zelle unseres Körpers enthält Hunderte von verschiedenen Enzymen. Sie halten die energieliefernden Stoffwechselprozesse in Gang.

und das Nervensystem die Hauptrolle bei der Bestimmung der Anpassungs- und Evolutionsfortschritte gespielt.

Die Leistungsfähigkeit des Gehirns hängt von der Zusammenschaltung mit den beiden anderen Systemen und deren richtigem Funktionieren ab: dem endokrinen System und den zellulären Enzymen. Das endokrine System besteht aus den inkretorischen Drüsen, die Hormone in den Blutkreislauf abgeben, um die Körperfunktionen zu regulieren. Das zelluläre Enzym- oder Katalysatorensystem steuert die biochemischen Reaktionen, mit deren Hilfe das Gehirn Informationen formuliert und sie durch die Nerven in den Körper sendet.

Der primitive Jäger auf Nahrungssuche benützt genau die gleichen Nervensignale wie der NASA-Wissenschaftler, der die Computer für eine Mondlandung programmiert. Der Unterschied liegt nur in der Komplexität. In beiden Fällen wird die Arbeit von den gleichen Nervensystemen, bestehend aus den gleichen Bausteinen, geleistet. Die Bausteine sind zum großen Teil tierische Fette. Kein Nervensystem war je aus Stärke oder Zucker aufgebaut. Wenn also Millionen heutzutage ihre Ernährung hauptsächlich mit Kohlenhydraten bestreiten, dann laufen sie Gefahr, daß ihr Gehirn und Nervensystem falsch aufgebaut ist und schlecht funktioniert. [8]

Im Laufe seiner bisherigen Existenz mußte sich der Mensch an viele potentiell schädliche Bedingungen anpassen: an Hitze und Kälte, Nässe und Wind, Verletzungen, Infektionen und Änderungen der Ernährungsweise, um nur einige zu nennen. Da dies ein Buch über Ernährung ist, werde ich mich auf die Anpassung des Menschen an Nahrungsänderungen konzentrieren und werde zeigen, wie der Prozeß der Anpassung in der Vergangenheit funktionierte und wie er noch heute funktioniert – oder auch nicht.

Es gibt zwei verschiedene Gründe, warum eine Tierart keine Anpassung erreichen kann: Entweder kann sich der Organismus nicht

---

[8] Anm. d. Übers.: Dieses Argument sollte man nicht zu wörtlich nehmen. Was sollen da die armen Pflanzenfresser sagen? – Zum Thema »Kohlenhydrate und ihre Rolle in unserem Stoffwechsel« ist dem interessierten Leser das Buch »Leben ohne Brot« von *Wolfgang Lutz* (Selecta-Verlag) zu empfehlen.

schnell genug fortpflanzen, um angesichts eines neuen Streßfaktors eine erbliche Anpassung zu entwickeln, oder er wird einem ungemilderten, zu großen Streß über zu lange Zeiträume ausgesetzt.

Mangel an Anpassung aus dem ersten Grund ist immer wieder vorgekommen und hat zum Verschwinden vieler Arten geführt, zum Beispiel der Dinosaurier. Die Probleme, die mit dem zweiten Grund verbunden sind, wurden von Professor *Hans Selye* aus Montreal, einem Pionier der modernen Streßforschung in der Physiologie, von Grund auf untersucht. Professor *Selye* definiert Streß als »die Bemühung, sich an ein schädliches Agens anzupassen«.

Einer Theorie zufolge bestimmte die Art der Nahrung, die unseren frühen Vorfahren zur Verfügung stand, ihre Evolution vom Affen zum Menschen. Vor Millionen von Jahren gehörten die Kontinente Europa, Asien und Afrika zusammen, und riesige Regenwälder bedeckten das Land. Unter den vielen Affenarten in diesem feuchten Dschungel lebten auch die Anthropoiden (»Menschenähnlichen«), von denen wir abstammen. Obwohl sie mehr oder weniger Vegetarier waren, so wie die heutigen Affen, die sich von Früchten, Nüssen, Wurzeln, zarten Schößlingen und Blättern ernähren, verzehrten sie auch gerne Vögel, kleine Säugetiere und Fische, wenn sie sie fangen konnten. Unsere frühen Vorfahren lebten im Geäst der Bäume, wohin sie sich auch bei Gefahr flüchteten, und gediehen prächtig, solange der Wald bestand.

Jedoch das Klima änderte sich, und das Land begann auszutrocknen. Baumbestände wurden nach und nach durch offene Ebenen und Grasländer ersetzt. In dem Maße, wie die Waldgebiete schrumpften, drängten sich die Affenarten in den immer kleiner werdenden Dschungelinseln zusammen und begannen, um die schwindenden Nahrungsreserven einen harten Konkurrenzkampf auszufechten.

Grasfressende Tiere wie Pferde und verschiedene Wildarten verbreiteten und vermehrten sich mit den wachsenden Grasflächen. Den Affen und ihren Verwandten in den Bäumen fehlten jedoch die Mahlzähne und die zellulose-abbauenden Verdauungseinrichtungen der Grasfresser. Sie mußten entweder lernen, das Fleisch jener Tiere zu essen, oder sie verhungerten.

2. Kapitel

Viele starben. Die Nachkommen der wenigen Überlebenden blieben Vegetarier bis zum heutigen Tag. Jedoch einige wenige ihrer anthropoiden Vettern, begabt mit größerer Intelligenz, stiegen von den Bäumen und lernten auf zwei Beinen zu gehen, zu jagen und Fleisch zu essen. Sie waren die Vorfahren des heutigen Menschen.

Der schwierige Übergang von baumbewohnenden Vegetariern zu fleischfressenden Prärieläufern wurden durch drei Gaben möglich: Ein Paar Hände mit einem Daumen, der den vier Fingern gegenüber stand und unabhängig von ihnen zu bewegen war; das Gehirn, dem eines heutigen vierjährigen Menschenkindes gleichwertig, war fähig, durch Erfahrung zu lernen; und es stand Zeit zur Verfügung – viel, viel Zeit. Diese frühen Hominiden erwarben sich in Hunderten von Generationen durch natürliche Auslese die Anpassungseigenschaften, die zum Überleben in einer veränderten Welt notwendig waren.

Darwins Theorie der Evolution stützt sich auf zwei verschiedene, aber voneinander abhängige Vorgänge: Mutation und natürliche Auslese.

Mutation ist eine Veränderung am genetischen Material, das sich fast ausschließlich in den Chromosomen des Zellkerns befindet. Diese Veränderung kann spontan auftreten oder durch äußere – physikalische oder chemische – Ursachen (z.B. radioaktive Strahlung, bestimmte chemische Stoffe) ausgelöst werden. Sie kann nur ein Gen oder einen Teil desselben betreffen, aber auch ein oder mehrere Chromosomen oder gar den ganzen Chromosomensatz. Diese Veränderung ist (meist) irreversibel und wird auf die Nachkommen vererbt (sofern sie sich in der Keimbahn abgespielt hat), natürlich nur, wenn der Träger der Mutation noch lebens- und fortpflanzungsfähig ist. Die meisten Mutationen stören das Funktionieren des Organismus, sind also schädlich, oder sie sind indifferent; einige wenige aber können dem Träger neue, günstige Eigenschaften verleihen, die ihm im Kampf ums Überleben einen Vorteil verschaffen. [9])

Eine Giraffe kann zum Beispiel infolge einer Mutation einen längeren Hals als ihre Eltern haben; dies wäre sozusagen ein Haupt-

---
[9]) Der Absatz wurde vom Übersetzer inhaltlich verändert

treffer in der »genetischen Lotterie«, denn sie kann das Laub von Ästen fressen, die außerhalb der Reichweite ihrer kleineren Artgenossen sind. Ganz ähnlich haben zufällige Mutationen den Menschen befähigt, sich über seine Affenahnen hinaus zu entwickeln. Eine kleine Verbesserung in einem Teil des Nervensystems könnte zum Beispiel zu besserer Koordinierung von Auge und Hand geführt haben und hat wohl einen unserer Vorfahren befähigt, mit dem Speer genauer zu zielen und mehr Beute zu erlegen. Seine Kinder, die seine Mutation erbten, konnten dann ebenso geschickt mit dem Speer umgehen und sich bessere Lebensbedingungen verschaffen, da sie mehr und bessere Beute heimbrachten.

Solche Mutationen helfen ihren Trägern zu überleben, indem sie ihnen einen Vorteil gegenüber den Artgenossen verschaffen. Der Vorgang kann auch umgekehrt zur Ausrottung der schlecht angepaßten Lebewesen führen. Wenn ein schwarzer Schmetterling (gemeint ist der Birkenspanner als bekanntes Lehrbuch-Beispiel für Anpassung; Anm. d. Übers.) im rußigen Industriegebiet im Norden Englands eine weiße Mutante hervorbringt, hat die Nachkommenschaft kaum eine Chance, den Augen hungriger Vögel zu entgehen. Dies ist der Vorgang, den *Darwin* »natürliche Auslese« nannte. Dadurch sind die Hälse der Giraffen länger, die Menschen klüger, und die Schmetterlinge in rußigen Gegenden dunkler geworden.

Die natürliche Auslese (in ihrer für die Evolution wirksamen Form, Anm. d. Übers.) betrifft erbliche, durch Mutation entstandene Eigenschaften. Durch äußere Manipulationen an Individuen kann man keine Änderung im Bestand der Erbeigenschaften einer Art herbeiführen. Obwohl sich Generationen von »giraffenhalsigen« Frauen in Afrika Drahtringe um den Hals gewickelt hatten, um ihn zu strecken und zu verlängern, werden ihre Kinder immer noch mit normalen Hälsen geboren. Hunde, denen man nach der Geburt den Schwanz kupiert hatte, bringen weiterhin Junge mit langen Schwänzen hervor.

Die Biologen halten es für sehr unwahrscheinlich, daß ein im Laufe des Lebens erworbenes Merkmal vererbt werden kann, und in der Tat gibt es dafür auch keinen überzeugenden Beweis.

2. Kapitel

Der reibungslose Ablauf der Evolution durch Mutation und natürliche Auslese hängt ab von der ununterbrochenen Versorgung mit geeigneter Nahrung und von einer einigermaßen stabilen Umwelt, die sich nicht abrupt, sondern langsam und gradweise verändert. Es gibt Beweise dafür, daß die Elefanten in den Wildreservaten Afrikas vor allem deswegen aussterben, weil sich infolge der Einschränkung ihrer normalen Wanderwege in den Wäldern ihre Nahrungsgrundlage entscheidend verändert hat, und nicht nur wegen der illegalen Elfenbeinjäger. Es ist durchaus möglich, daß wir durch die Manipulierung der Nahrung in der industrialisierten Welt eine vergleichbare Veränderung hervorrufen, die uns so schwächen wird, daß wir uns durch degenerative Krankheiten selbst ausrotten oder von einem Volk wie dem der Chinesen überwältigt werden, das vernünftiger mit seinen Nahrungsmitteln umgeht. Die Zeit wird knapp für uns; es ist buchstäblich eine Sache auf Leben und Tod für uns, die Umwelt- und Ernährungspolitik in Europa und Amerika neu zu überdenken. Es hätte längst getan werden sollen.

Die Anthropoiden, die aus den Wäldern kommend in der Steppe auftauchten, konnten zunächst noch nicht die großen Pflanzenfresser jagen und mußten sich von verletzten Tieren, Kadavern und all dem ernähren, was sie am Rande der Wälder sammeln konnten: Insekten und deren Larven, Honig, Vogeleier und kleine Nagetiere, die sie aus ihren Höhlen ausgruben. Nach einiger Zeit jedoch lernten sie, sich im Gras zu verbergen und über ein von der Herde getrenntes, weidendes Tier herzufallen. Später arbeiteten sie in Horden, wie es heute die Paviane tun, drängten eine Antilope von ihrem Rudel ab, rissen sie nieder und töteten sie. Sie lernten auch das Steinewerfen. So wurden die Anthropoiden in der Steppe immer geschickter im Gebrauch von Auge, Hand und Hirn. Mit der Zeit sahen sie immer weniger affenähnlich aus und immer mehr wie Menschen, und sie entwickelten eine primitive Sprache.

Je mehr das Grasland sich auf Kosten der Bäume ausbreitete, desto mehr Futter gab es für Büffel, Antilopen, Pferde und andere Huftiere, die die Menschen jagen konnten. Sie wurden kühner, klüger und erfahrener in der Jagd. Schließlich erfanden sie die Waffen – Keulen,

Schlingen und Speere – mit denen sie sich unbegrenzt Nachschub an nahrhaftem Fleisch verschaffen konnten. Vor fünfhunderttausend Jahren entdeckten sie das Feuer, das ihnen half, die Eiszeiten zu überleben.

Der mühsame Übergang vom vegetarischen Baumleben zum Jägerleben des Fleischessers und Höhlenbewohners hatte schwere Notzeiten und eine hohe Todesrate zur Folge. Der Wechsel von einer reichlichen Blätter- und Früchtenahrung zu unregelmäßigen und seltenen Mahlzeiten aus Fleisch, Mark und Fett hat diesen Frühmenschen sicher eine Menge Verdauungsbeschwerden bereitet. Eine Zeitlang waren sie sicher weniger robust als ihre blätterfressenden Vettern. (Auch die heutigen Islandponys, die in ihrer Heimat von Fischen leben müssen, sind schwächere Exemplare als ihre mit Heu und Mais ernährten Rassegenossen in England.)

Diese Veränderungen fanden vor mindestens einer Million, wahrscheinlich sogar vor drei Millionen Jahren statt. In dieser ganzen Zeit haben sich, nach Aussagen der Paläontologen, die Fossilien untersuchen, die echten Affen wenig verändert. Die Schimpansen von heute haben die gleiche Skelettstruktur und ungefähr die gleiche vegetarische Ernährungsweise wie ihre Vorfahren. In der gleichen Periode haben sich die vormenschlichen Vettern der frühen Affen grundlegend verändert, indem sie in die Savanne ausgewandert und Fleischesser geworden waren. Der Sprung von den Bäumen herab war besonders bedeutsam für die Entwicklung menschlicher Lebensform und Intelligenz.

Wenn wir annehmen, daß sich die Frühmenschen vor langer Zeit schon zu Fleischessern entwickelt hatten und dies für Jahrmillionen geblieben sind, sollte man bei ihnen auch ein typisches Raubtiergebiß mit langen, spitzen Eckzähnen erwarten, das bei uns heute noch zu sehen sein müßte. Ein Blick in den Spiegel zeigt uns aber, daß unsere Eckzähne zu beiden Seiten der Schneidezähne nur eine Spur länger und spitzer sind als die übrigen Zähne. Das ist der Rest der ganzen Herrlichkeit. Schimpansen, Paviane und andere weitgehend vegetarisch lebende Affen aber, vor allem die Männchen, haben wahrhaft furchterregende, lange und spitze Eckzähne in Ober- und Unterkiefer. Das ist ein merkwürdiger Widerspruch, den die Verhaltenslehre lösen kann: Affenmännchen verteidigen sich und ihre Weibchen und Jungen durch Beißen. Auch ernsthafte Rangordnungskämpfe der Männchen untereinander werden durch Beißereien ausgetragen. Bei den Raubtieren hingegen sind die Eckzähne Werkzeuge zum Töten der Beute (nicht aber zum Verzehren! Das läßt sich bei Katzen und Hunden sehr leicht beobachten. Sie zerlegen Fleisch und Knochen mit den ersten Backenzähnen, den »Reißzähnen«, nie mit den Eckzähnen!) Die Frühmenschen jedoch brauchten keine langen Eckzähne mehr, nachdem sie viel wirksamere »künstliche« Jagd- und Verteidigungswaffen und Werkzeuge zum Zerlegen der Beute erfunden hatten. Die Eckzähne haben sich deshalb im Laufe der menschlichen Stammesgeschichte zurückgebildet. Kurioserweise ist uns aber eine Verhaltensweise geblieben, die genau dem drohenden Entblößen des Gebisses bei Affen und Raubtieren entspricht, wenn wir nämlich in höchster Wut oder Aggression die Zähne fletschen. [10])

Die Umstellung von der Pflanzen- auf die Tiernahrung erforderte bei den Frühmenschen auch eine Umstellung der Verdauung und des Stoffwechsels. Tierisches Fett und Protein wurde zum hauptsächlichen Energielieferanten. Dazu wurden neue Stoffwechselwege mit neuen Enzymsystemen entwickelt.

Als besonders günstig für die Weiterentwicklung des Gehirns und Nervensystems erwies sich der hohe Gehalt der tierischen Nahrung an Phospholipiden (z.B. Lezithin) und anderen fettartigen Stoffen, wichtigen Bausteinen der Gehirnsubstanz.

Die komplizierten biochemischen Reaktionen in der Zelle, die Gehirn und Körper lebens- und arbeitsfähig erhalten, sind von den Enzymsystemen abhängig und wurden vervollkommnet in Tausenden von Generationen unserer Vorfahren, die von natürlichen Nahrungsmitteln lebten, zuerst von Wildpflanzen und Wurzeln und später von fettem Fleisch auf freier Wildbahn.

Seit dem Ende des 19. Jahrhunderts, als man begann, die Grundnahrungsmittel in großem Stil in noch nie dagewesener Weise zu

---

[10]) Der Inhalt des Absatzes wurde durch den Übersetzer geändert.

verfeinern und zu verfälschen, wurde die westliche Zivilisation immer mehr von einer neuen Form epidemischer Krankheiten heimgesucht: Degenerative Herz-, Gefäß- und Nervenkrankheiten nahmen den Platz der Seuchen ein, die noch hundert Jahre früher Europa und Amerika durchzogen hatten und gegen die uns die Produkte der pharmazeutischen Industrie zu schützen versuchen. Wenn wir unseren an Fleischnahrung angepaßten Stoffwechsel plötzlich mit großen Mengen raffinierter Stärke und Zucker und einem Haufen neuer synthetischer Chemikalien konfrontieren, beschwören wir den Zusammenbruch der grundlegenden biochemischen Prozesse in unseren Zellen herauf, wofür wir ja bereits Beweise haben. Man kann sich meist schwer vorstellen, wie ungeheuer gefährlich es ist, in Enzymsystemen herumzupfuschen – in den sich selbst ölenden und sich selbst reparierenden Zahnrädchen unserer Körpermaschine.

Hans Selye wird einst auf gleicher Stufe wie *Louis Pasteur, Frederick Banting* und *Alexander Fleming* unter den Unsterblichen der medizinischen Forschung rangieren. Er hat nämlich die Mechanismen der Anpassung und der Reaktionen des Körpers auf Bedrohungen seiner Stabilität aufgeklärt. *Selye* erforscht in seinem physiologischen Labor an der Universität Montreal die Wirkungen des plötzlichen oder langdauernden Streß auf den Organismus.

Bevor ich *Selyes* Arbeit beschreibe, muß ich erklären, daß der Begriff des Streß bei ihm nichts mit der populären Bedeutung des Wortes zu tun hat. Die meisten Leute halten Streß nur für ein psychisches Phänomen und meinen, daß eine »Streß-Situation« immer nur Nervenanspannung erzeugt. Geschäftsleute in hohen Industrieposten, die unter dem dauernden Druck der Entscheidung und Verantwortung arbeiten, hält man für besonders streßanfällig. Jeder Manager wäre aber sicher weniger streßgefährdet und könnte besser Entscheidungen treffen, wenn er sich von einer getreidelosen Steinzeitdiät ernährte, basierend auf Fleisch, Früchten und reinem Wasser, und reine Landluft atmete, anstatt in einem Stadtbüro zu sitzen, Kantinenmahlzeiten zu essen und den ganzen Tag Tabakrauch und Heizungsabgase einzuatmen.

2. Kapitel

Streß, wissenschaftlich ausgedrückt, ist der Verschleiß des Körpers durch den täglichen Kampf der Anpassung, in dem der Organismus sich bemüht, seine Funktionen angesichts potentiell schädlicher Einflüsse normal zu erhalten. Zu diesen gehören körperliche und psychische Stressoren aller Art, vom schlechten Essen bis zu lauten Nachbarn.

Selye definiert Streß als das Maß an Abnutzung, das der Prozeß des Lebens im Organismus bewirkt. Da zumindest ein kleines Maß an Streß unvermeidbar ist, darf unser Ziel nicht sein, Streß überhaupt zu meiden, sondern damit zu leben und seine schädlichen Wirkungen so gering wie möglich zu halten. Eine bestimmte Menge Streß ist sogar nützlich: Seit frühen Zeiten weiß man, daß in unserem Organismus eine selbstheilende Kraft schlummert, die durch Streß erweckt werden kann.

Die moderne Forschung hat zur Erklärung der Vorgänge beigetragen, durch die der Körper mit dem Streß fertig wird. Aus der bisherigen Arbeit *Selyes* geht klar hervor, daß die seelischen Symptome bei einer Person, die sich nicht an einen Streß anpassen kann, nur *einen* Aspekt vom Kampf um die Anpassung darstellen und nicht die ganze Krankheit selbst sind, wie viele Leute glauben.

Einer der Pioniere in der Erforschung des Streß – einige Jahre vor *Selye* – war der verstorbene *Walter B. Cannon,* Professor für Physiologie an der Harvard University Medical School. Ende der zwanziger Jahre studierte er die Arbeitsweise des vegetativen Nervensystems (das sind die Nerven, welche automatische Funktionen wie Verdauung, Schweißabsonderung und Herzschlag kontrollieren. Diese Funktionen können normalerweise nicht durch unseren Willen beeinflußt werden.)

Von ihm stammen viele der ersten Arbeiten über Adrenalin, das »Kämpfe- oder Flieh«-Hormon, das die Nebennieren erzeugen. Bei der Reaktion auf Gefühle wie Furcht oder Arger wird Adrenalin ins Blut ausgeschüttet und in wenigen Sekunden im ganzen Körper verteilt. Es ist ein chemischer Bote, der den Körper auf unmittelbare gewaltsame Aktion vorbereitet.

Adrenalin läßt das Herz schneller schlagen, treibt das Blut aus der Haut und den Eingeweiden in die Muskeln der Gliedmaßen und in das Gehirn, erweitert die Pupillen und läßt die Bronchialmuskulatur erschlaffen, um mehr Luft in die Lungen zu bekommen: alles zur Vorbereitung auf einen Kampf oder eine Flucht auf Leben und Tod.

Cannon prägte das Wort *Homoiostasis* (nach dem griechischen homoios = der Gleiche und stasis = Zustand), um den normalen Gleichgewichtszustand des Körpers zu bezeichnen, der durch die kombinierten Wirkungen von Adrenalin, vegetativem Nervensystem und anderen Anpassungseinrichtungen (die *Cannon* untersuchte) aufrechterhalten wird. [11]) Zu seiner Zeit war noch wenig bekannt über das wichtigste Hormon für Anpassungsreaktionen, das Cortison.

Er war fasziniert von dem Widerspruch, daß unser Körper zwar aus instabilem, leicht zerstörbarem Material besteht, dabei aber fähig ist, seine gleichbleibende Identität siebzig oder achtzig Jahre lang aufrechtzuerhalten. Er formulierte es so: »Wenn wir die extreme Instabilität unserer Körperstruktur betrachten, wie schnell sie bei der leichtesten Einwirkung äußerer Kräfte gestört werden kann und wie schnell sie sich zersetzt, wenn die lebenserhaltenden Bedingungen nicht mehr gegeben sind, dann erscheint uns ihre Dauerhaftigkeit für viele Jahrzehnte fast wie ein Wunder.«

Es scheint nicht nur so, es *ist* ein Wunder – heute mehr denn je, da so viele schleichende, zerstörende äußere Kräfte am Werk sind.

Lange vor *Cannon* sprach *Hippokrates* den Satz von der *vis medicatrix naturae* (der Heilkraft der Natur) aus. Er bezeichnete damit die Besserung, die eintrat, wenn man den kranken Körper sich selbst überließ. Einer der Merksprüche des *Hippokrates* lautet: »Wenn die Krisis eintritt oder gerade vorüber ist, dann bewege die Eingeweide

---

[11]) Um seinen Studenten eine Gedächtnisstütze für die Wirkung des Adrenalins zu geben, pflegte mein alter Physiologieprofessor *R.J.S. MacDowell* zu sagen: »Adrenalin macht eine weiße Frau noch weißer und einen dunklen Frosch noch dunkler«. Eine weißhäutige Person wird bleich vor Zorn oder Furcht, wenn sich die Blutkapillaren der Haut, die sie rosa färben, zusammenziehen, um das Blut in die Muskeln zu verteilen; ein Frosch kann sich besser vor seinen Feinden verbergen, wenn sich die dunklen Farbzellen in seiner Haut unter der Wirkung von Adrenalin ausbreiten.

nicht, noch fange etwas Neues in der Behandlung an, weder durch Purgative, noch durch andere Reizmittel, sondern laß den Dingen ihren Lauf.« Mit anderen Worten, laß Natur ihr wunderbares Heilungswerk verrichten.

Ebenso vernünftige und noch präzisere Ausführungen über die selbstregulierenden Anpassungskräfte des Körpers stammen von den Physiologen des 19. Jahrhunderts, die *Cannon* zitiert. Der belgische Physiologe *Léon Fredericq* sagte 1885: »Der lebende Organismus ist so beschaffen, daß jeder störende Einfluß durch sich selbst eine kompensierende Wirkung auf den Plan ruft, die die Störung neutralisiert oder behebt. Je höher das Lebewesen entwickelt ist, desto zahlreicher, perfekter und komplizierter werden diese Regulationsmechanismen.« Im Jahre 1900 führte *Robert Richet,* Professor für Physiologie in Paris, diesen Gedanken weiter aus, indem er die Aufmerksamkeit auf die »stabile Instabilität« des Körpers lenkte. »Der lebende Organismus ist stabil«, schrieb er, »er muß es sein, um nicht von den ungeheuren Kräften seiner Umgebung zerstört zu werden. In offenbarem Widerspruch dazu erhält er seine Stabilität nur, wenn er reizempfindlich ist und fähig, sich auf äußere Reize hin zu verändern und seine Antworten an die Reize anzupassen. In gewissem Sinne ist er stabil, weil er veränderlich ist – eine geringe Instabilität in engen Grenzen ist die notwendige Voraussetzung für die wahre Stabilität des Organismus.«

Die Nebennieren haben zwei Teile: das zentrale Mark, in dem das Adrenalin produziert und auf einen Befehl des Gehirns ins Blut abgegeben wird, und die äußere Rinde oder Cortex, deren Funktion zu *Cannons* Zeit unbekannt war. Wir wissen jetzt, daß sie eine Reihe von Hormonen, z. B. Cortison, produziert. Diese Hormone erhalten den Körper unter Streß aller Art stabil. Cortison wirkt allergischen Reaktionen, Entzündungen und allgemeinen Schäden entgegen. Als Hydrocortison ist es ein Bestandteil von Cremes gegen Insektenstiche; hier ist es wesentlich wirksamer als die immer noch beliebten Antihistamine.

Hans Selye war der erste, der in ausgezeichnet geplanten Experimenten zeigte, daß Hormone der Nebennierenrinde, besonders das

2. Kapitel

Cortison, unseren Körper schützen und seine Verteidigungskräfte gegen allergische Reaktionen und andere Störungen durch schädliche äußere Einflüsse mobilisieren.

> 1936 veröffentlichte *Selye* in der Zeitschrift *Nature* einen Aufsatz von historischer Bedeutung. Er begann:
> »Experimente mit Ratten zeigen, daß bei schwerer Schädigung des Organismus durch akute, unspezifisch schädliche Einflüsse wie Kälte, Verletzung, übermäßige Muskelanstrengung oder Vergiftung mit subletalen* Dosen verschiedener Medikamente ein typisches Syndrom** auftritt. Seine Symptome sind unabhängig von der Natur des schädlichen Agens oder vom pharmakologischen Typ der verwendeten Droge und stellen eher eine allgemeine Reaktion auf eine Schädigung als solche dar.«

Er beschrieb weiterhin die drei Stadien des Syndroms, die er bei seinen Ratten beobachtet hatte. *Stadium 1* tritt 6 bis 48 Stunden nach der ersten Schädigung ein. Seine Kennzeichen sind: Sinken der Körpertemperatur, Verlust des Muskeltonus, niedriger Blutdruck, Schrumpfung der Nebennieren (da sie so viel Cortison wie nur irgend möglich ins Blut ausschütten bei dem Versuch, die Dinge wieder ins Lot zu bringen) und Austreten von Serum aus den kleinen Blutgefäßen in die umgebenden Gewebe. Der Notarzt, der einem Unfallopfer eine intravenöse Tropfinfusion gibt, versucht durch Ersatz der fehlenden Flüssigkeit im Blutkreislauf das normale Blutvolumen zu erhalten. *Selyes* Beschreibung des *Stadiums 1* entspricht im großen und ganzen dem, was Erste-Hilfe-Mannschaften als Unfallschock (Verletzungsschock, im Gegensatz zum seelischen Schock) bezeichnen.

Stadium 2 beginnt 48 Stunden nach dem ersten Angriff auf die Stabilität des Körpers. Die Nebennieren vergrößern sich beträchtlich, die Gewebeschwellungen (Ödeme) verschwinden und die Zellteilung hört auf. Die Hypophyse, die übergeordnete Hormondrüse an der Schädelbasis, schüttet größere Mengen von nebennierenrinden-stimulierendem Hormon (ACTH) aus. Wenn das schädigende Agens weiterhin in nicht-tödlichen Dosen angewandt wird – entweder in Form kleiner wiederholter Verletzungen oder wiederholter geringer Dosen

---

* subletal = nicht tödlich, wenn auch schädigend
** Syndrom = Symptomenkomplex

2. Kapitel

eines Allergens oder einer schädlichen Droge – dann entwickelt die Ratte Resistenz, paßt sich an den Streß an und kehrt offensichtlich zum Normalzustand zurück.

In diesem Stadium der Versuche nahm *Selye,* der Kälte als Stressor benutzte, einige seiner Ratten aus dem kalten Käfig und brachte sie eine Zeitlang in die Wärme, bevor er sie wieder der Kälte aussetzte. Dabei bemerkte er, daß sie ihre Widerstandskraft gegen die Kälte verloren hatten und wieder die Schockreaktion des Stadiums 1 durchmachen mußten. Wenn er die Ratten aber in der Kälte ließ, dann paßten sie sich weiterhin an; sie gewöhnten sich offenbar an den Streß. Es schien kein Grund vorhanden zu sein, warum sie nicht unbegrenzt in diesem adaptierten Zustand leben sollten, wenn sie sich einmal daran gewöhnt hatten. Jedoch zu *Selyes* Überraschung begannen nach einigen Wochen in der Kälte seine Ratten zu sterben, eine nach der anderen, lange bevor ihre normale Lebenszeit abgelaufen war. Sie waren in *Stadium 3* eingetreten, das Stadium der Erschöpfung. Die Symptome des Stadiums 3 waren ähnlich denen, die er beim Stadium 1 beobachtet hatte, aber diesmal sollte kein Stadium der Resistenz oder Erholung folgen, es kam nur noch der Tod als Folge der Erschöpfung der Anpassungsreserven. Bei der Sektion der Leichen sah *Selye,* daß die Nebennieren geschrumpft und zerstört waren; sie hatten alle ihre Schutzhormone abgegeben und konnten keine mehr erzeugen.

Als Erklärung für die Bedeutung dieser drei Stadien schrieb *Selye:*

»Wir halten das erste Stadium für den Ausdruck eines allgemeinen Alarms im Organismus, wenn er plötzlich einer kritischen Situation gegenübersteht, daher nennen wir dies *allgemeine Alarm-Reaktion.* Da das Syndrom als Ganzes eine allgemeine Anstrengung des Organismus darzustellen scheint, sich an neue Verhältnisse anzupassen, könnte man es das *allgemeine Anpassungs-Syndrom* nennen. Man könnte es vergleichen mit anderen allgemeinen Verteidigungsreaktionen wie Entzündung oder die Bildung von Immunkörpern.

Die Symptome der Alarmreaktion sind denen einer Histaminvergiftung oder denen des chirurgischen oder anaphylaktischen Schocks sehr ähnlich; es ist deshalb nicht unwahrscheinlich, daß die Freisetzung großer Mengen von Histamin oder einer ähnlichen Substanz bei der Auslösung des Syndroms eine wesentliche Rolle spielt. Diese Stoffe könnten entweder bei chirurgischer Verletzung mechanisch aus den

Geweben freigesetzt werden, oder aber in anderen Fällen auf andere Weise. Es scheint uns, daß mehr oder weniger ausgeprägte Formen dieser Drei-Stadien-Reaktion die übliche Antwort des Organismus auf Reize wie Temperaturänderungen, Drogen, Muskelanstrengung usw. bilden, bei denen Gewöhnung oder Abhärtung eintreten kann.«

Selyes Aufsatz nahm weniger als zwei Spalten in *Nature* in Anspruch, doch er enthält die Quintessenz seiner ganzen Arbeit über Anpassung. *Selye* hat die letzten vierzig Jahre mit der Erforschung des Streß zugebracht, indem er die wissenschaftlichen Methoden der Beobachtung, der Hypothese und des Experiments anwandte[12]). Seine Ergebnisse haben der Medizin und Psychiatrie enorme Fortschritte gebracht: Neue Behandlungsmethoden für Schock, anaphylaktische Erscheinungen (Serumkrankheit) und Rheumatismus wurden entwickelt, und die Psychiater verstehen jetzt besser die physiologischen Grundlagen des Nervenzusammenbruchs.

Da *Selye* Physiologe ist und hauptsächlich mit Tieren experimentiert, hat er seine Auffassungen noch nicht auf die Humanmedizin übertragen. Hätte er dies getan, so wäre es ihm sicher aufgefallen, daß – besonders auf dem Gebiet der Allergie – Anpassung und Fehlanpassung häufiger in Form *spezifischer* Symptome auf bestimmte Stressoren bei bestimmten Individuen auftreten, dagegen viel seltener in Form allgemeiner Symptome bei allen schädlichen Einflüssen auf alle Leute. *Adolph,* Professor für Physiologie an der Universität der Rochester School of Medicine (Rochester, New York) beobachtete und beschrieb ähnliche Anpassungsstadien wie *Selye,* aber er fand auch heraus, daß die einzelnen Versuchstiere ausgeprägte Unterschiede in ihren Reaktionen auf das gleiche Agens zeigten, und daß diese Reaktionen häufiger spezifisch für einen bestimmten Streß waren, als gleich für alle Formen von Streß.

Selye und *Adolph* arbeiteten mit gesunden Versuchstieren und setzten sie immer gleichen Dosen eines gegebenen schädlichen Agens aus, unter streng kontrollierten Bedingungen. Sie beobachteten, wie

---

[12]) Siehe auch *Selyes* populärwissenschaftliches Buch: *The Stress of Life* (Der Streß des Lebens); s. Literaturverzeichnis.

2. Kapitel

die Tiere Alarmreaktionen zeigten, sich anpaßten, im Erschöpfungsstadium Krankheiten entwickelten und schließlich starben.

Patienten gehen gewöhnlich nicht zum Arzt, bevor sie das Stadium der Erschöpfung in ihrem Anpassungskampf an den Umweltstreß erreicht haben. Da der Arzt keine Möglichkeit hat, die Uhr der Krankheit zurückzudrehen, ist er bei der Feststellung der Ursachen auf Vermutungen angewiesen und kann meist nur die Symptome rein empirisch behandeln.

So kommt es in der Psychiatrie in einem Fall wie dem *Joannas* zu der grotesken Situation, daß ein Psychiater nach dem andern die Symptome irrtümlich als die Ursache der Krankheit anspricht. *Joannas* Selbstverletzungen wurden als Folgen ihrer Depressionen interpretiert; ihr suchthaftes Kaffeetrinken schrieb man einer Fixierung auf dem Stadium der oralen Sexualität zu. Statt dessen hatten die Ärzte das Spektrum der Symptome auf die Erschöpfung zurückführen sollen, verursacht durch ständig wiederholten Genuß von Nahrungsmitteln, gegen die sie allergisch war.

3. Kapitel

Jahrhunderte bevor das Wort »Allergie« erfunden wurde, wußte man, daß des einen Menschen Brot des andern Tod sei, und die frühesten medizinischen Aufzeichnungen berichten schon, daß verschiedene Leute sehr unterschiedlich auf dasselbe Nahrungsmittel reagieren. Aber bis vor kurzem betrachtete man abnorme Empfindlichkeit gegen bestimmte Nahrungsmittel mehr als Kuriosität denn als untersuchenswertes Phänomen. Erst um 1925 begannen einige Allergologen zu argwöhnen, daß der tägliche Verzehr bestimmter Grundnahrungsmittel in großem Ausmaß chronische Krankheiten erzeugen könne.

Es ist leicht, den Hautausschlag, der alsbald erscheint, wenn eine dagegen empfindliche Person Muscheln oder Erdbeeren ißt, als »allergisch« zu akzeptieren, aber es ist viel schwerer zu erkennen, daß das Brot oder die Eier, die jemand täglich verzehrt, seine Anfälle von Katarrh, Kopfweh und seelischer Depression auslösen können. Frühe Berichte über allergische Reaktionen auf Nahrungsmittel befaßten sich nur mit unmittelbar erfolgenden, in Ursache und Wirkung scharf umrissenen Reaktionen auf ungewohnte und selten gegessene Speisen. Akute Reaktionen auf eingeatmete Stoffe wie Staub und Federn wurden ebenso bereitwillig als allergisch betrachtet.

Vor hundert Jahren entwarf ein Hals-Nasen-Ohrenarzt namens *William Harvey*[13]) eine Eliminierungs-Diät für *William Banting,* einen Londoner Begräbnisunternehmer, der ihn wegen seiner Taubheit konsultierte. *Harvey* schrieb ihm eine Diät vor, die nicht nur seine Taubheit kurierte, sondern auch seine Fettleibigkeit (*Banting* war ungeheuer dick) und eine Anzahl anderer chronischer Leiden, die er lange Jahre tapfer ertragen hatte.

---

[13]) Nicht verwandt mit dem berühmten *Harvey,* der als erster den Blutkreislauf beschrieb.

3. Kapitel

Harveys Diät schloß alle von Getreiden stammenden Nahrungsmittel aus, erlaubte aber unbegrenzte Mengen fetten Fleisches und auch ein gut Teil Alkohol, der Theorie folgend, daß »stärke- und zuckerhaltige Nahrung die Neigung hat, Fett zu erzeugen«. »Die Menge der Diätnahrung kann man ruhig dem natürlichen Appetit überlassen«, schrieb *Banting* in seinem ergötzlichen kleinen Buch zu diesem Thema. »Nur die Art der Nahrung ist wesentlich für die Verminderung und Heilung der Fettleibigkeit.« *Bantings* Taubheit verschwand, als er Gewicht verlor, weil die Fettpolster im Gehörgang den Schall daran gehindert hatten, das Trommelfell zu erreichen, wie *Harvey* von Anfang an vermutet hatte.

Diese fett- und proteinreiche Diät, die *Banting* im Jahre 1864 als Kur gegen Fettleibigkeit veröffentlichte, traf auf die Gegnerschaft der damaligen Ärzte und wurde als »grotesk und unwissenschaftlich« kritisiert. Jedoch, sie hatte Erfolg in der Öffentlichkeit und *Bantings* Name ging in die Sprache ein als Synonym für »eine Diät halten«. Ich kann mich noch erinnern, wie meine Großmutter von »banting« sprach, wenn sie meinte, daß sie Gewicht zu verlieren versuchte.

Medizinischen Pionieren wie *Shannon,* einem amerikanischen Kinderarzt, und *Francis Hare,* einem australischen Psychiater, der eine Klinik für Alkoholiker in Beckenham/Kent leitete, blieb es vorbehalten, zu Anfang dieses Jahrhunderts darauf aufmerksam zu machen, daß die tägliche Aufnahme gewöhnlicher Nahrungsmittel die Ursache bleibender chronischer Krankheiten sein kann. *Shannon* schloß einmal Eier, das andere Mal Weizen aus der Diät gestörter und kranker Kinder aus, und *Hare* in seinem zweibändigen Mammutwerk *The Food Factor in Disease* (Der Nahrungsfaktor bei Krankheiten) lieferte zahlreiche Fallgeschichten zur Stützung seiner Hypothese, daß viele verbreitete Leiden ihre Ursache in einer angeborenen Unfähigkeit des Stoffwechsels haben, Stärke und Zucker richtig zu verarbeiten.

Ungeachtet dieser ersten Ergebnisse trugen solche Ideen wenig Frucht bis 1926, als *Albert Rowe* seine ersten Beobachtungen über Eliminierungs-Diät veröffentlichte, die er später in seinem Buch *Clinical Allergy* (1937) weiter ausführte.

Es sind nun fünfzig Jahre her, seit *Rowe* zum ersten Mal seine Eliminierungs-Diät anwandte, um zu beweisen, daß man chronische Leiden, wie Migräne, Dyspepsie, Ekzeme und Colitis ulcerosa durch Weglassen von Weizen, Eiern, Milch und anderen Grundnahrungsmitteln aus der Diät der Patienten zum Verschwinden bringen kann. *Rowe* und andere, namentlich *Professor Truelove* in Oxford, haben gezeigt, daß der Ausschluß von Milch und Milchprodukten zumindest einen von fünf Fällen der Colitis ulcerosa heilen kann, einer Krankheit, die den Dickdarm schwer schädigt und unter Umständen zu Krebs führt. Dessen ungeachtet behandelt man in einigen unserer Krankenhäuser Colitis ulcerosa noch immer mit blander Milchdiät, mit Psychotherapie, Steroidhormonen und, höchst drastisch, durch chirurgische Entfernung des Dickdarms, gefolgt von Kolostomie (Anlegen eines künstlichen Darmausganges in der Bauchdecke). Es ist schwer für jeden, der sich nicht einer Kolostomie unterziehen oder mit einem so Operierten leben mußte, sich die Situation in all ihren schwerwiegenden Einzelheiten vorzustellen: den Geruch, die Unannehmlichkeit, die Kotbeutel wechseln zu müssen; die dauernde Mühe, die Entzündung der Haut um das Stoma (die Öffnung in der Bauchwand, durch die der Patient nun seinen Kot entleeren muß) zu verhindern, und schließlich die verheerende Wirkung auf das Geschlechtsleben des Opfers, ganz zu schweigen von seinem allgemeinen Selbstbewußtsein.

Rowe unterschied in seiner Arbeit zwischen sofortiger und verzögerter Reaktion auf Nahrungsmittel. Dennoch entdeckte er nicht, daß man eine normalerweise verzögerte Reaktion für diagnostische Zwecke in eine Sofortreaktion umwandeln kann, nämlich folgendermaßen: Ein regelmäßig verzehrtes Nahrungsmittel wird aus der Kost des Patienten für vier oder fünf Tage weggelassen und dann dem Patienten im Rahmen eines Tests wieder verabreicht. Wenn eine Allergie besteht, kehren die Symptome innerhalb von Minuten oder längstens einer Stunde zurück, in akuter und leicht erkennbarer Form. Dieses Verfahren, eingeführt von Dr. *Herbert Rinkel,* machte es möglich, chronische, »maskierte« Nahrungsmittel-Allergien leicht zu erkennen und nachzuweisen.

3. Kapitel

Die meisten Leute erkennen und akzeptieren sofort auftretende oder akute Allergie: zum Beispiel das Anschwellen der Lippen nach einem Bissen Hummer, oder Rötung und Brennen der Augenlider, worunter manche Frauen leiden, wenn sie bestimmte Marken von Wimperntusche benutzen. Obwohl dieser Typ von Allergie allgemein bekannt ist, ist er tatsächlich weit weniger verbreitet als die verzögerte, chronische oder, wie es Rinkel nannte, »maskierte« Allergie. Bei diesem Typ von Allergie fühlt sich das Opfer *unmittelbar nach Aufnahme des Allergens (allergieauslösenden Stoffes) sogar wohler,* und die allergischen Symptome können um zwei oder drei Tage verzögert auftreten. Es ist nicht überraschend, daß man nur selten die dafür verantwortliche Nahrung oder chemische Substanz verdächtigt: Handelt es sich um eine Lieblingsspeise, ißt sie der Patient weiterhin täglich im falschen Glauben, daß sie ihm gut tue, denn er fühlt sich wohl, wenn er sie ißt.

Rinkel stieß ganz zufällig auf das diagnostische Verfahren zur »Demaskierung« verborgener Allergien im Verlauf von Experimenten mit seiner eigenen Diät. Er hatte sie entwickelt, um ein Heilmittel für chronischen Katarrh, Müdigkeit und Kopfweh zu finden, die ihm zu schaffen machten.

Rinkel, ein früherer Fußballverteidiger, war ein hünenhafter Mann. Mit 18 Jahren zog er als Regimentsfotograf in den ersten Weltkrieg. Er war verheiratet und hatte einen Sohn, aber kein Geld, als er die Armee verließ. Trotzdem ließ er sich nicht davon abbringen, Medizin zu studieren. Die folgenden vier Jahre lebte er fast ausschließlich von Eiern, die ihm sein Vater von seiner Farm in Kansas schickte, immer eine Kiste voll, um Haushaltsgeld sparen zu helfen.

Während dieser vier Jahre wurde er immer kränker. Dauernd lief seine Nase, und er litt häufig an Halsweh und Ohrenkrankheiten. Nach seinem eigenen Bericht war sein Katarrh außergewöhnlich schwer. Wenn er beim Entwickeln von Filmen seine Hände im Ausguß hatte und seine Arbeit nicht unterbrechen wollte, ließ er gewöhnlich seinen Kopf zwischen seinen ausgestreckten Armen herabhängen, und die Stränge von Schleim, die aus seinen Nasenlöchern liefen, vereinigten sich und reichten bis auf den Fußboden.

Trotz seiner Behinderung machte er an der Northwestern University Medical School in Illinois sein Examen als Bester seines Semesters und eröffnete eine Praxis in einer großen Stadt 50 Meilen von Chicago entfernt. Hier las *Rinkel Rowes* Werk und entschloß sich, mit seiner eigenen Ernährung zu experimentieren, um zu sehen, ob für seine Nasenbeschwerden eine Nahrungsmittel-Allergie verantwortlich sei. Eines Tages aß er sechs Eier so schnell wie möglich, da er dachte, daß er eine akute Reaktion bekommen würde, wenn er empfindlich gegen Eier wäre. Aber nichts geschah. Im Gegenteil, er fühlte sich wohler als sonst. Erst vier Jahre später, als er nach Oklahoma City gezogen war und sich mit Allergie befaßte, versuchte er, aus seiner Nahrung die Eier wegzulassen, die er immer noch mochte und täglich aß. Er wollte sehen, ob dies seinem Kopfweh, der Müdigkeit und dem Schnupfen ein Ende bereiten würde. Niemals vorher seit Beginn seines Medizinstudiums hatte er sich eierfrei ernährt, auch nicht für einen Tag.

Er fand heraus, daß er sich nach zwei bis drei Tagen ohne die gewohnten Eier wohler fühlte. Am fünften Tag aß er ein Stück Geburtstagkuchen, den seine Frau für ihn gebacken hatte, ohne daran zu denken, daß Eier darin waren. Zehn Minuten später brach er in tiefer Bewußtlosigkeit auf dem Boden zusammen und kam mehrere Minuten nicht mehr zu sich.

Rinkel schloß, daß er auf irgend etwas in dem Kuchen außerordentlich empfindlich reagiert haben müsse, also fragte er seine Frau nach den Zutaten. Sie sagte ihm, daß der Kuchen, unter anderem, drei Eier enthielt.

Er schloß daraus, daß die fünf eierfreien Tage ihn hochempfindlich gemacht hatten, so daß selbst die kleine Menge Eier in dem Stück Kuchen eine akute allergische Reaktion ausgelöst hatte. Dieser Theorie folgend, ließ er die Eier weitere fünf Tage weg. Am fünften Tag aß er ein Ei und erlitt eine weitere gleich heftige Reaktion.

Rinkel begann daraufhin die Patienten in seiner Allergieklinik in Oklahoma City zu untersuchen, indem er ihnen bestimmte Nahrungsmittel vollständig entzog. Wenn er den Patienten das Nahrungsmittel nach fünf bis sieben Tagen wieder gab, beobachtete er sie auf akute

Reaktionen hin. Auf diese Weise arbeitete er eine Methode zur Prüfung maskierter Nahrungsmittelempfindlichkeit aus. Er schrieb sie auf und legte sie der amerikanischen wissenschaftlichen Zeitschrift *Annals of Allergy* vor. Der Artikel wurde prompt zurückgewiesen. *Rinkel* ärgerte sich so sehr darüber, daß er sich entschloß, seine Methode bis ins letzte Detail auszuarbeiten, bevor er wieder einen Bericht darüber zur Veröffentlichung brachte.

Acht Jahre lang arbeitete er am Beweis für seine Theorie. Während dieser Zeit führte er über 20000 einzelne Nahrungsmitteltests an Patienten aus. Er präsentierte seine Ergebnisse 1941 vor dem Southwest Allergy Forum, Fort Worth, Texas, und wiederum 1944 bei einer Sitzung des Doctor's Diners Club in Oklahoma City, wo er *Ted Randolph* das erstemal traf. Der Bericht wurde daraufhin 1944 veröffentlicht.

Da das Prinzip der »Maskierung« wesentlich ist für das Verständnis chronischer allergischer Krankheiten, sollte man sich ruhig etwas mehr Zeit nehmen, dieses außergewöhnliche Phänomen klarzumachen. *Rinkel* definierte die Maskierung folgendermaßen: »Wenn jemand ein Nahrungsmittel täglich oder fast täglich zu sich nimmt, kann er allergisch dagegen sein, ohne es je als Ursache seiner Krankheitssymptome zu verdächtigen. Gewöhnlich ist es so, daß man sich nach dem Verzehr dieses Nahrungsmittels wohler fühlt als vor der Mahlzeit. Dies nennt man maskierte Nahrungsmittel-Allergie.« Mit anderen Worten, Maskierung bedeutet, daß die Krankheitssymptome sich abschwächen oder verschwinden, wenn der Patient innerhalb einer bestimmten Zeitspanne (gewöhnlich bis zu drei Tagen) gerade *das* Nahrungsmittel ißt, auf das er ursprünglich allergisch reagierte. *Rinkel* wußte nicht, warum die Krankheitserscheinungen auf diese Weise geringer wurden. Er beobachtete nur, daß es geschah.

Man kann verschiedene Modifikationen von *Rinkels* Technik benutzen, um eine verborgene Nahrungsmittelallergie zu demaskieren. In meiner Praxis ging ich folgendermaßen vor: Ich befragte zunächst den Patienten über seine Beschwerden und seine Ernährungsgewohnheiten. Wenn die Beschwerden kommen und gehen und denen ähneln, die man bereits von anderen Fällen kennt, dann richtet sich der Verdacht auf regelmäßig verzehrte Nahrungsmittel; diese werden daraufhin vier bis fünf Tage lang weggelassen. Das geschieht am besten durch Fasten, aber wenn der Patient nicht arbeitsfrei bekommt, dann kann man das Fasten durch eine Diät von ausschließlich Wasser und Fleisch ersetzen. Eine Allergie gegen pures Fleisch ist sehr selten, da wir an dieses Nahrungsmittel seit vielen Millionen Jahren angepaßt sind. Der Patient soll viel Wasser dazu trinken. Am ersten und zweiten Tag gibt man ihm Mineralsalze [14]) in das Wasser, um die Verdauungstätigkeit anzuregen und den Körper und die Eingeweide von den Resten allergener Nahrung zu reinigen.

Wenn eine maskierte Nahrungsmittelallergie die Ursache der Beschwerden ist, dann wird am vierten Fasttag eine deutliche Besserung eintreten. Wenn es die Zeit erlaubt, soll das Fasten noch einen Tag fortgesetzt werden, um den Patienten in seinem beschwerdefreien Zustand zu stabilisieren.

Dann gibt man einzelne Probemahlzeiten der Nahrungsmittel, die der Patient während der Fasttage gemieden hatte. Diejenigen, gegen die keine Empfindlichkeit besteht, rufen keine Reaktion hervor. Die andern aber werden innerhalb von Minuten, längstens jedoch nach ein bis zwei Stunden scharf ausgeprägte Reaktionen zur Folge haben.

Am eindruckvollsten bei dieser Demaskierung von Nahrungsmittelallergien ist immer die tiefe Genugtuung, mit der die Patienten plötzlich ihre alten, wohlbekannten Beschwerden als das erkennen, was sie sind: nämlich einfache körperliche Reaktionen auf die Nahrung, die sie gerade gegessen haben. Eine intelligente Patientin, die an allergischem Schnupfen, Müdigkeit und schwerer seelischer Depression litt, sagte, es sei eine wunderbare Erleichterung zu wissen, daß ihre Müdigkeit und ihre jämmerlichen Selbstanklagen und Schuldgefühle wie auf Knopfdruck abgeschaltet werden könnten, wenn sie Eier und Milch meide – und sofort wieder auftreten, wenn sie diese

---

[14]) Man kann Bittersalz (Magnesiumsulfat) nehmen oder zwei Teile trockenes Natriumbicarbonat (Speisesoda) mit einem Teil Kaliumbicarbonat mischen und davon einen Eßlöffel in einem großen Glas warmen Wassers gut verrühren.

Dinge esse. Es ist schließlich ermutigend, die Ursache einer Krankheit zu kennen und etwas dagegen unternehmen zu können, anstatt sich den Kopf zu zerbrechen, ob man eine Mißgeburt sei oder ganz einfach verrückt werde. Mit einem Wort, zu wissen, daß *nicht* alles psychisch ist.

Der nächste Forscher, der wichtige Beiträge zum Verständnis der Nahrungsmittelallergie leistete, ist Dr. *Arthur Coca,* Gründer des hochgeachteten amerikanischen *Journal of Immunology*. Er war Professor für Pharmakologie am Cornell Center, bis er medizinischer Direktor der Lederle-Company wurde, die sich später mit der Cyanamid-Company zusammenschloß (beides bekannte pharmazeutische Firmen in den USA).

Als *Coca* bei Lederle war, bemerkte er eines Tages, daß seine Frau, die bei Cornell die Versuchstiere betreut hatte, bestimmte Speisen nicht mehr aß. Er fragte sie nach dem Grund. Sie sagte, daß sie nach dem Verzehr dieser Speisen unangenehmes Pulsjagen bekomme – bis zu 160 Schlägen pro Min. Er überzeugte sich davon und stellte auch bei sich selbst eine ähnliche Pulsbeschleunigung fest. Aus diesen Beobachtungen entwickelte *Coca* den Pulsbeschleunigungs-Test als diagnostisches Mittel zur Prüfung von Nahrungsmittelallergien. Sein erstes Buch darüber, *Familial Nonreaginic Food-Allergy,* wurde 1942 veröffentlicht.

Der Pulstest ist nicht ganz zuverlässig, aber ich halte ihn für ein gutes Hilfsmittel bei der Diagnose, wenn er in Verbindung mit der Eliminierungsdiät angewandt wird. Er hat den Vorzug, sehr einfach zu sein; auch die Patienten selbst können ihn nach kurzer Unterweisung anwenden, um ihre Allergien festzustellen.

Der Arzt *Theron (Ted) Randolph* in Chicago, dem ich dieses Buch gewidmet habe, ist wohl die größte Kapazität auf dem Gebiet der Nahrungsmittel- und Chemikalien-Allergien.

Eine Zeitlang war *Randolph* Dozent für Medizin an der Northwestern University, später hatte er eine Praxis für Innere Medizin in der Gegend von Chicago, mit besonderer Spezialisierung auf Allergien. Er kannte *Albert Rowe* gut und traf *Herbert Rinkel* zum erstenmal 1944 auf der Konferenz, auf der dieser seine Ergebnisse über maskierte Nahrungsmittelallergien vortrug. *Randolph* bestätigte *Rinkels* Ergebnisse in seiner eigenen Praxis.

Ich traf *Randolph* zum erstenmal im Jahr 1958. Damals war ich bei ihm und seiner Frau *Tudy* in Chicago und sah, wie er in seiner Abteilung für Nahrungsmittel-Allergien am Swedish Covenant Hospital arbeitete.

Ted Randolph ist groß und schlank und geht leicht vornübergebeugt. Mit seinem schmalen Gesicht und der Brille ähnelt er einem langen, dünnen, freundlichen Vogel oder aber jenem liebenswertesten aller amerikanischen Schauspieler, *James Stewart*. Ich habe nie einen ehrlicheren Menschen gekannt, oder einen Arzt, der sich mehr Mühe mit seinen Patienten gegeben hätte. In Anbetracht der Zeit, die er sich für die Patienten nimmt, sind seine Honorare – gemessen am US-Standard – geradezu bescheiden, und er gibt niemals einen Patienten als hoffnungslosen Fall auf. Niemanden wundert es wohl, daß seine Patienten ihn lieben.

Randolph hörte 1944 auf einer Konferenz der Allergie-Gesellschaft, wie *Selye* seine neuen Gedanken zum »allgemeinen Anpassungs-Syndrom« vortrug, acht Jahre, nachdem sein berühmter Aufsatz in *Nature* erschienen war. Aber erst 1954, zehn Jahre später, wurde es *Randolph* klar, daß *Selyes* drei Stadien der Anpassung – Alarm (nicht angepaßt und sofort reagierend), Resistenz (sich anpassend) und Erschöpfung (wiederum unangepaßt) – das Phänomen der Maskierung erklärten. Über dieses Thema hatten er, *Rinkel* und ein Allergologe namens *Zeller* 1951 ein Buch mit dem Titel *Food Allergy* (Nahrungsmittel-Allergie) veröffentlicht.

Man kann *Randolphs* Anwendung von *Selyes* Drei-Stadien-Theorie der Anpassung am besten in den Begriffen der *Sucht* erklären (die ich selbst für eine Form der Allergie halte)!

Der Süchtige geht durch drei verschiedene Stadien der Anpassung an sein »Gift«, ob es nun der Whisky des Alkoholikers oder Brot und Zucker des »Karboholikers« [15]) sind, oder das Lacklösungsmittel des »Sniffers« (»Schnüfflers«). Eine Allergie gibt es kaum je von An-

---

[15]) Der Kohlenhydrat – (engl. carbohydrate) – Süchtige; d. Übers.

fang an. Für gewöhnlich entsteht sie, wenn jemand wiederholt höhere Dosen einer potentiell schädlichen Substanz zu sich nimmt. Wenn sich daraufhin die Allergie entwickelt hat, dann ergibt jeder Kontakt mit dem schädlichen Stoff eine stark ausgeprägte und unmittelbar wirkende unangenehme Reaktion. Dies ist Stadium 1, das des Alarms, in dem die Person nicht angepaßt ist und sofort reagiert. Der Whiskytrinker merkt, daß er sich auf ein Gläschen hin jedesmal übel und schwach auf den Beinen fühlt. Wer empfindlich gegen Kohlenhydrate ist, bekommt Blähungen und Leibschmerzen, kurz nachdem er eine Scheibe Brot gegessen hat; der Benzin- oder Lösungsmittel-»Schnüffler« bekommt nach jedem Einatmen der Dämpfe scheußliches Kopfweh. Aber *dieses Stadium ist kurzlebig.* Wenn der potentiell Süchtige sein Suchtmittel häufiger, das heißt, täglich oder noch öfter, zu sich nimmt, dann *tritt eine Veränderung im Ablauf der Reaktion ein* – jede der oft wiederholten Dosen erzeugt nun ein steigendes Wohlgefühl, nicht mehr das frühere Unwohlsein. Wenn nun aber die regelmäßig ein oder zweimal täglich genommenen Dosen für zwei oder drei Tage weggelassen werden, wird der Süchtige (dazu ist er nämlich jetzt geworden), wenn er das Suchtmittel wieder zu sich nimmt, die gleichen seine Kräfte lähmenden Erscheinungen, denselben Kater haben wie nach der ersten Reaktion. Natürlich lernt er bald, immer häufiger seine Zuflucht zu dem »Stoff« zu nehmen, der ihn »auf Touren« bringt und ihm Wohlgefühl verschafft, solange er ihn oft genug konsumiert. Wenn er weiterhin regelmäßig und häufig entsprechende Dosen nimmt, kann er sich, je nach der Stärke seiner Anpassungsreaktionen, noch monate- oder gar jahrelang munter und energiegeladen fühlen.

Beispiele aus der Praxis sollen dies klarmachen. Nehmen wir zuerst den Alkoholsüchtigen. Ein Mädchen war mit einem Mann verlobt, der gerne ins Pub ging und Bier trank. Sie gingen jedes Wochenende zusammen aus, und sie trank pflichtbewußt ihr Bier. Gelegentlich mußte sie zur Toilette gehen und sich übergeben, weil das Bier ihr Übelkeit verursachte. Da sie ihren Freund sehr liebte, trank sie im Lauf der Zeit immer öfter Bier mit ihm zusammen, zum Beispiel in der Mittagspause. Zu ihrem Erstaunen begann ihr das Bier bald zu schmecken. Sie kam mit der Zeit in den Ruf, einen guten Schluck vertragen zu können, was ihrem Verlobten außerordentlich gefiel. Wie und warum sie zur Trinkerin wurde, werde ich später erklären.

Ein anderes Beispiel: der Benzin-, Lösungsmittel- oder Farbenschnüffler. Als ich noch praktischer Arzt war, beschäftigte ich gelegentlich einen Maler, den ich *Joe* nennen will. In meiner Wohnung machte er abends Tüncherarbeiten. Da er am Tag für eine Malerfirma am Ort arbeitete, war er nie sehr weit von einer offenen Farbdose entfernt. Obwohl er selten einen Tag frei nahm, entschloß er sich doch einmal, eine Woche in Brighton Urlaub zu machen.

Bald nachdem er dort war, etwa am zweiten Tag, überfiel ihn eine höchst merkwürdige innere Spannung und die Sehnsucht nach dem Geruch von Malerfarbe. Während er auf der Seepromenade wartete, bis die Pubs öffneten, sah er einen Maler am Eisengeländer des Piers arbeiten. Er begann sofort eine Unterhaltung mit diesem Maler und atmete dabei dankbar und in tiefen Zügen die mit Farbdämpfen gesättigte Luft ein. Sofort fühlte er sich wohler. Für den Rest seines Urlaubs verbrachte er viele Stunden bei seinem neuen Freund und in dessen »Dunstkreis«.

Joes Verhalten entwickelte sich ganz automatisch. Er wußte nicht, warum er sich so gern mit dem Maler auf dem Pier unterhielt und warum er sich dabei wohler fühlte. In Wirklichkeit tankte er sich mit regelmäßigen Dosen seines Suchtmittels voll, um sich munter zu erhalten, um also angepaßt und in *Selyes* Stadium 2 zu bleiben.

Jahre später, als die Kraft seiner Anpassung an Farbdämpfe abnahm und er ins Stadium 3, das Stadium der Erschöpfung, kam, merkte er, daß Farbe ihm nicht mehr Wohlbefinden, sondern Übelkeit verursachte. Er arbeitete immer seltener, seine Leistung sank, er wurde schlampig und gleichgültig und nahm immer mehr seine Zuflucht zum Bier, um seine Beschwerden zu dämpfen und in Schwung zu bleiben. Als ich ihn das letzte Mal sah, war er zum Biersäufer geworden und arbeitete nur mehr gelegentlich. Für ihn wäre die Heilung gewesen, einen neuen Beruf zu ergreifen, bei dem er nicht mit Farbdämpfen in Berührung kommen konnte, und mit dem Trinken aufzuhören.

3. Kapitel

Die Biertrinkerin beschritt einen ähnlichen Weg. Sie versuchte, in der gehobenen Stimmung zu bleiben, in die sie jedes Glas Bier versetzte, und die Katersymptome zu vermeiden, die auftraten, wenn sie abstinent lebte. Dadurch wurde sie zur Zwangstrinkerin. Als ihre Anpassungskraft erschöpft war, kam sie ins 3. Stadium – sie wurde krank, und auf jeden Schluck Bier hin bekam sie Erbrechen und Kopfweh. Sie hatte »ihre Toleranz für das Trinken verloren«, wie die Alkoholismus-Experten es ausdrücken, denn dies ist ein wohlbekanntes Stadium auf dem Weg des Alkoholikers zum Untergang. Glücklicherweise ging sie zu diesem Zeitpunkt zum Arzt. Ihr Freund und jetziger Ehemann, der sie zum Biertrinken verleitet hatte, erwies sich als sehr verständnisvoll. Mit seiner Hilfe überredete man sie, sich einer Behandlungsgruppe für Alkoholiker anzuschließen. Schließlich, nachdem sie das Bier konsequent mied und an Gruppentherapie teilnahm, erreichte sie wieder den Zustand zufriedener Nüchternheit und wurde ein Pfeiler der anonymen Alkoholiker in ihrem Heimatort.

Schließlich versagt bei der Sucht die Anpassungsfähigkeit an eine spezielle schädliche Substanz (Essen, Trinken oder chemischer Stoff), genau wie bei *Selyes* Ratten im »allgemeinen Anpassungssyndrom«. Das Suchtopfer muß immer größere und häufigere Dosen nehmen, um sich aus dem »Hangover« oder Kater herauszuhalten, der aber immer häufiger eintritt und immer länger dauert, je schwächer im Laufe der Zeit die Kräfte der Anpassung werden. Das ist der Anfang des Stadiums 3, des Stadiums der Erschöpfung. Jeder Berührung mit dem Suchtmittel folgen sofort unangenehme Katerreaktionen und nehmen einen immer größeren Teil des Tages ein. Dies betrachten Arzt und Patient in den meisten Fällen als den Anfang der Krankheit. Der Alkoholiker trinkt schon vor dem Frühstück, um den Kater zu vertreiben, der den Morgen unerträglich macht, während der Tabaksüchtige Kette raucht und Zigaretten hortet »für den Fall, daß sie mir ausgehen«. Der Nahrungsmittelsüchtige hat Plätzchen oder Schokolade auf dem Nachtkästchen liegen, um das flaue Gefühl zu vertreiben, das ihn nachts oder gegen Morgen ergreift, wenn der

Kater einige Stunden nach der letzten zucker- oder stärkehaltigen Mahlzeit kommt.

In allen Fällen, während das Opfer sich noch in Stadium 2 befindet und immer häufiger zu seinem »Tröster« greift, um sich weiterhin wohlzufühlen, kann es in den nicht angepaßten, unmittelbar reagierenden Zustand des ersten oder Alarmstadiums zurückkehren, wenn es das Suchtmittel aufgibt.

Katersymptome brauchen zum Verschwinden vier bis fünf Tage (bei schweren Alkoholikern können sie die Form des Delirium tremens annehmen). Wenn sich danach der Patient wieder wohl fühlt, dann bringt eine erneute Gabe des »Giftes« eine deutliche, sofort feststellbare Rückkehr der unangenehmen Erscheinungen. Ursache und Wirkung sind damit leicht zu beweisen.

Tabak, Staub, Pollen, Pilzsporen, Tierhaare und -schuppen und andere Partikel verursachen nur schwache allergische Reaktionen. Wesentlich stärkere hingegen erlebt man durch Nahrungsmittel, Alkoholika (die aus Nahrungsmitteln hergestellt wurden), Medikamente, Duftstoffe, Dämpfe und chemische Gase wie Kohlengas und Benzinabgase.

Vierhundert Jahre vor Christus erkannte *Hippokrates* die Suchtnatur der Nahrungsmittelallergie, als er beobachtete: »Es gibt bestimmte Leute, die nicht ungestraft von ihrer gewohnten Ernährung abweichen; wenn sie sie nur einen Tag lang oder nur einen Teil des Tages ändern, dann überfällt sie großes Ungemach.« Er beschrieb damit die Katersymptome nach Abstinenz von einem häufig gegessenen, allergenen Nahrungsmittel. Die Entzugserscheinungen – das Hervortreten chronischer Symptome, wenn der Patient gewohnte, allergene Nahrungsmittel plötzlich meidet – sind Hauptmerkmal der Anpassungskrankheiten. Es ist von lebenswichtiger Bedeutung, ihre Natur zu verstehen.

Der von *Rinkel* entwickelte individuelle Eßtest wurde mit Patienten ambulant durchgeführt und war nicht mit Fasten verbunden, nur mit der vollständigen Eliminierung eines früher regelmäßig gegessenen Nahrungsmittels, das man verdächtigte, bei dem betreffenden Patienten eine maskierte Allergie zu erzeugen. Die verdächtige Speise wurde gemieden, bis der Patient symptomfrei war und damit zeigte, daß die Wirkung der letzten Dosis abgeklungen war und er sich von allen Entzugserscheinungen erholt hatte. Eine Probemahlzeit des verdächtigen Nahrungsmittels induzierte dann eine heftige Reaktion, bei der Ursache und Wirkung offenkundig wurde. So konnte die Nahrungsmittelallergie demaskiert werden.

Randolph verfeinerte *Rinkels* Technik, indem er seine Patienten ins Krankenhaus aufnahm, sie auf einer Spezialstation gegen alle möglichen Allergene abschirmte und sie fünf Tage nur bei Brunnenwasser fasten ließ. Er testete sie dann mit Nahrungsmitteln, die nachweislich nicht mit Pestiziden oder anderen Chemikalien behandelt worden waren. Auf diese Weise konnte er nicht nur eine schärfer ausgeprägte Testantwort erhalten, sondern auch unterscheiden zwischen der Allergie gegen Nahrungsmittel als solche und der Allergie gegen chemische Zusätze und Verunreinigungen.

Selbst den Leuten, die sich am meisten über Chemikalien im täglichen Essen aufregen, kommt kein Verdacht, daß diese Stoffe Allergien auslösen könnten. Man fürchtet die Vergiftung, nicht die Allergie.

Randolph jedoch berichtet in seinem Buch *Human Ecology and Susceptibility to the Chemical Environment* (Humanökologie und Empfindlichkeit gegen Chemikalien in der Umwelt), er habe herausgefunden, daß chemische Zusätze und Verunreinigungen von Luft, Nahrung und Wasser und synthetische Medikamente weit häufiger die Ursache von Allergien und chronischen Krankheiten sind als die natürlich vorkommenden biologischen Stoffe, wie unbehandelte Nahrungsmittel, tierische und pflanzliche Produkte. Er bewies, daß ein Drittel seiner Patienten an schweren Allergien gegen neue chemische Substanzen in der Umwelt leidet. Für ein weiteres Drittel bedeuten diese Allergien, wenn auch nicht an erster Stelle, einen zusätzlich belastenden Faktor bei ihren Gesundheitsproblemen. Viele Menschen leiden heute in den zivilisierten Ländern an Beschwerden, die diese Allergene hervorrufen, und *Randolphs* wichtigster Beitrag zur Medizin besteht darin, die Rolle dieser Allergene aufgezeigt zu haben.

3. Kapitel

Der folgende Fall aus seinem Buch über Empfindlichkeit gegen Chemikalien ist ein gutes Beispiel dafür:

»Mrs. *N. R.*, Hausfrau, Alter 31, kam in Behandlung wegen wiederholter Anfälle von Schnupfen, Müdigkeit, Kopfweh, Muskelschmerzen und geringer Temperaturerhöhung, was alles auf Grippe hindeutete. Sie klagte auch darüber, daß sie sich benommen und wie betrunken fühle und unfähig sei, mit Verständnis zu lesen oder klar zu denken. Wenn sich diese Symptome verschlimmerten, war sie ungewöhnlich deprimiert. Zu anderen Zeiten war sie reizbar, hatte Gleichgewichtsstörungen und ließ öfters Gegenstände fallen.

Die Untersuchung ergab, daß sie sehr empfindlich gegen mehrere gewöhnliche Nahrungsmittel war. Obwohl es ihr Erleichterung brachte, als sie diese weg ließ, blieb sie doch chronisch krank. Die Tatsache, daß es ihr im Sommer und während der Ferien, fern von zu Hause, besser ging, ebenso, daß die Symptome bald zurückkehrten, wenn sie wieder daheim war, ließ auf eine Empfindlichkeit gegen Hausstaub oder chemische Luftverschmutzung im Hause schließen. Obwohl der Hauttest auf Hausstaub positiv ausfiel und sie wußte, daß Einatmen von Staub ihren Schnupfen verschlimmerte, brachte die desensibilisierende Behandlung mit Staubextrakten keine befriedigende Besserung.

Ihre chronischen Beschwerden in den Wintermonaten besserten sich um mindestens 50%, als Gasherd, Gaskühlschrank und Gasboiler in ihrer Küche durch elektrische Geräte ersetzt worden waren ...

Nachdem die Luftverschmutzung im Haus bekämpft worden war und die Patientin chemisch behandelte Nahrungsmittel und einige andere Allergene mied, fühlt sie sich bis jetzt wohl.«

Die allergene Wirkung von Gas und Benzindämpfen ist schwer zu beschreiben mit den Begriffen der Immunologie, mit denen Allergologen alle Typen von Allergie zu erklären versuchen. Aber andere Allergologen [16]) wieder betonten, daß bestimmte sehr empfindliche Patienten selbst von geringsten Mengen dieser Substanzen krank werden.

Wenn sich Patienten wie Mrs. *N. R.* beschwerdefrei erhalten wollen, kann das eine solch tiefgreifende Umstellung der Wohnung, der Arbeitsbedingungen und der Eßgewohnheiten bedeuten, daß sie sich nur darauf einlassen, wenn sie wirklich lange Zeit schwer krank

---

[16]) *Brown* (1949) und *Brown* und *Colombo* (1954) berichten von Patienten, die auf den Geruch und die Abgase von Ölöfen hin Bronchialspasmen (Asthma) entwickelten.

gewesen waren und völlig von der Richtigkeit der ökologischen Auffassung ihrer Probleme überzeugt sind. Im Laufe der letzten zehn Jahre haben sich mehr als 2000 von *Randolphs* Patienten in und bei Chicago davon überzeugen lassen und alle gasgeheizten Geräte aus ihren Wohnungen verbannt, um gesund zu bleiben.

Randolph beobachtete und registrierte die Reaktionen seiner Patienten auf Luftverschmutzung in und außer Haus. Zugleich wies er auch die Bedeutung chemischer Lebensmittelzusätze und -verunreinigungen für die spezifischen Anpassungserkrankungen nach.

Dafür arbeitete er das folgende Testsystem aus:
Zuerst gab er seinen Patienten chemisch unbehandelte Proben all der Nahrungsmittel, die sie normalerweise mindestens einmal innerhalb von drei Tagen aßen. Das tat er, um nachzuweisen, daß sie nicht allergisch gegen die Nahrungsmittel selbst waren. Dann gab er ihnen mindestens zwei Tage lang dreimal pro Tag Testmahlzeiten von selten gegessenen, nicht allergieauslösenden Speisen, die Zusätze und/oder Verunreinigungen enthielten. Er wählte handelsübliche Produkte, die bekanntermaßen mit Pflanzenschutzmitteln und chemischen Zusätzen behandelt worden waren – mit Pestiziden, Fungiziden, Schwefeldioxid und anderen Konservierungsmitteln, künstlichen Farben, Harzen als innere Beschichtung von Konservendosen und so weiter. Die Nahrungsmittel waren Pfirsiche, Kirschen, Lachs und Thunfisch in Dosen; tiefgefrorene Broccoli, Blumenkohl und Spinat; rohe Äpfel, roher Sellerie und die äußeren Blätter von Kopfsalat. Von jedem chemisch behandelten Nahrungsmittel gab es das gleiche in unbehandelter Form als Kontrolle. Wenn ein Patient auf tiefgekühlte Broccoli allergisch reagierte, nicht aber auf Broccoli, die frisch von einer »biologischen« Farm kamen, fiel der Verdacht auf die chemischen Zusätze.

Er fand heraus, daß extrem empfindliche Patienten gleich nach der ersten Testmahlzeit aus chemisch behandelter Nahrung akute Reaktionen zeigten (nach dem üblichen Fünf-Tage-Fasten), weniger empfindliche Patienten jedoch brauchten zwei oder mehr Tage von summierten Testmahlzeiten, bis sie überzeugende Symptome zeigten. *Randolph* betonte, daß die Allergien gegen die Nahrungsmittel selbst und gegen ihre chemischen Zusätze zu den gleichen Symptomen führen können, obwohl die letzteren dazu tendieren, unangenehmer zu sein.

Die Entdeckung und klinische Erforschung dieses Aspektes allergischer Krankheiten veranlaßte *Randolph* in den frühen fünfziger Jahren, nach Bezugsquellen für unbehandelte, kompostgedüngte Nahrungsmittel für seine Patienten zu suchen. Er fand schließlich einen Farmer westlich von Chicago, der regelmäßig Fleisch liefern konnte, das nicht mit Antibiotika und Insektiziden behandelt worden war, außerdem ohne Kunstdünger und Pestizide gezogenes Obst und Gemüse. *Randolphs* Werk hat der Bewegung der »Gesundheitsnahrung« (vergleichbar unserer Reformhausbewegung, Anm. d. Übers.) neuen Auftrieb gegeben und liefert der wachsenden Nachfrage nach kompostgedüngten, pestizidfreien Nahrungsmitteln die medizinische Unterstützung.

Teil II

4. Kapitel

1937 sagte *Albert Rowe:* »Allergie ist nach der Infektion wahrscheinlich die häufigste Krankheitsursache des Menschen.« Sir *James Mackenzie* [17]) (1853-1925), einer der bedeutendsten klinischen Ärzte aller Zeiten, gab gegen Ende seines Lebens zu, daß er in drei von vier Fällen keine richtige Diagnose hatte stellen können. *Mackenzie* schrieb zur Warnung gegen die Komplizierung, die eine Folge der übermäßigen Spezialisierung in der Medizin sei: »Für die vernünftige Ausübung der Medizin und für das Verständnis der Krankheit ist es notwendig, die Medizin zu vereinfachen. Ich bin der Ansicht, daß all die Erscheinungen, die gegenwärtig wegen ihrer Zahl und Verschiedenheit so schwer zu begreifen sind, aus nur wenigen Ursachen entstehen. Wenn wir diese erkennen, wird alles, was heute so kompliziert und schwierig erscheint, einfach und leicht zu verstehen sein.«

Diese Idee eines einzigen Grundprozesses der Krankheit wird von den Ärzten akzeptiert, solange es sich um Infektionen handelt. Warum nicht auch bei der Allergie und der spezifischen Anpassung?

Die Infektion durch ein Virus oder Bakterium kann verschiedene Teile des Organismus in ganz verschiedener Weise in Mitleidenschaft ziehen. Der Pneumococcus zum Beispiel erzeugt die klinischen An-

---

[17]) *Mackenzie* begann als praktischer Arzt in Burnley, Lancashire, und wurde später ein berühmter Londoner Herzspezialist. Sein klassisches Buch *The Study of the Pulse* (Die Untersuchung des Pulses; 1902 veröffentlicht) beruhte auf eigenen Beobachtungen, die er als praktischer Arzt gemacht hatte. *Mackenzie* erfand den Tinten-Polygraphen, den Vorläufer des modernen Elektrokardiographen.

zeichen der Lungenentzündung, wenn er die Lunge befällt, und die Symptome der Hirnhautentzündung (Meningitis), wenn er in die bindegewebige Umhüllung des Gehirns gelangt. Das Wichtigste in diesem Fall ist, die Diagnose einer Pneumokokken-Infektion zu stellen und dem Bazillus mit einem geeigneten Antibiotikum zu Leibe zu rücken.

So auch bei der Allergie. Zwar wissen wir nicht, warum einige Leute empfänglicher für Allergien sind als andere, noch warum das »Zielorgan« der Allergie bei einem Patienten der Darm, beim anderen das Nervensystem ist. Es genügt jedoch zu wissen, daß eine bestimmte Gruppe von Symptomen allergisch sein kann, und die Allergene zu entfernen oder, wenn dies unmöglich ist, die Anpassungskräfte des Patienten zu stärken.

Ich für mein Teil glaube, daß spezifische Anpassungsleiden (d.h. Allergien) eine weitverbreitete Ursache chronischer Krankheiten bei vielen Leuten sind und daß man mindestens so viel darüber wissen sollte wie über Infektionen. Allergologie sollte den Medizinstudenten von Anfang an als Hauptfach gelehrt werden, so daß sie später bei jedem Patienten, den sie untersuchen, mögliche Allergien in ihre Überlegungen einbeziehen. Dr. *William Duke,* ein anderer bahnbrechender amerikanischer Allergologe, sah die Bedeutung der spezifischen Anpassungskrankheit in seinem Buch *Allergy* (veröffentlicht 1927) voraus, als er schrieb:

> »Bei der spezifischen Überempfindlichkeit handelt es sich um Krankheiten, die durch unbelebte Materie hervorgerufen werden. Sie können sich aber als ebenso wichtig und bedeutsam erweisen wie die Krankheiten, die durch Lebewesen, nämlich Bakterien, verursacht werden.«

Wilder Penfield, ein kanadischer Neurochirurg und Neurophysiologe, hat gezeigt, daß experimentelle Reizung kleiner umschriebener Gebiete auf der Gehirnoberfläche bei derselben Versuchsperson immer die gleichen Erinnerungen und Gefühle hervorruft, jedesmal wenn der Reiz auf dieser bestimmten Stelle einwirkt. Wenn eine Elektrode unter schwachem elektrischem Strom – wie sie *Penfield* benutzte – jedesmal diesen bestimmten Effekt erzeugt, dann kann man erwarten, daß eine lokalisierte allergische Reaktion, verbunden mit Schwellung, Sauerstoffmangel und chemischen Reizen, die gleiche wiederholbare Wirkung hat, jedesmal wenn eine bestimmte Gruppe von Gehirnzellen betroffen ist.

Die Allergologen wissen, daß jeder Allergiker seine besonderen »Zielorgane« hat, Teile des Körpers, die dazu tendieren, immer wieder von allergischen Reaktionen heimgesucht zu werden. Beim einen ist es eine besondere Hautstelle, beim anderen die Nasen- oder Darmschleimhaut, beim dritten vielleicht eine bestimmte Stelle im Gehirngewebe. Wenn diese Stelle gerade in dem Gehirnteil liegt, der die Muskelbewegung steuert, dann kann sich die Allergie in einem epileptischen Anfall äußern. *Randolph* besitzt einen Film von einer weizenempfindlichen Patientin, die jedesmal, wenn ihr Weizen gegeben wurde, einen Anfall hatte, während andere Nahrungsmittel keine derartige Wirkung hervorriefen. Wenn der betroffene Gehirnteil ein das Verhalten steuerndes Zentrum ist, dann wird allergische Reizung erkennbare seelische oder Verhaltensänderungen hervorrufen – Änderungen, die sich jedesmal wiederholen, wenn dieser bestimmten Person das spezifische Allergen gegeben wird. Alle Allergiker neigen eher dazu, spezifische Reaktionen auf spezifische Stoffe zu zeigen, als allgemeine Reaktionen auf unterschiedslos alle Allergene. Diese Spezifität – die bestimmte Antwort einer bestimmten Person auf einen bestimmten Stressor – ist eine unabänderliche Tatsache des Lebens. Vor allem anderen ermöglicht sie es den Ärzten, Krankheiten zu erkennen, zu klassifizieren und richtig zu behandeln.

Die allgemeine Neigung, Allergien gegen Fremdsubstanzen zu entwickeln, ist eine erbliche Eigenschaft. Wenn man allergische Eltern und Großeltern hat, bekommt man sehr wahrscheinlich auch irgendeine Allergie. Aber die *Art* der Allergie und der *Stoff,* der sie auslöst, ist jedem Individuum eigentümlich; die Ausprägung hängt von verschiedenen Bedingungen ab. Bei der Nahrungsmittelallergie wird sie beeinflußt durch die Menge des Nahrungsmittels und die Häufigkeit des Verzehrs, ebenso durch den Grad, bis zu dem man dafür empfindlich ist (d.h. den Grad der »Hochstimmung« bzw. Katerstimmung, den die betreffende Substanz bei einer bestimmten Person erzeugen kann); eine weitere Rolle spielt die allgemeine allergene Wirkung dieser Substanz.

Ob sich auf den Verzehr eines bestimmten Nahrungsmittels hin wirklich allergische Symptome entwickeln und wie schwer sie sind, das hängt von dem Zustand ab, in dem sich die Anpassungskräfte des Körpers befinden. Wenn man gerade mit einer Erkältung kämpft oder eine stark gefühlsbetonte Auseinandersetzung mit einem nahestehenden Menschen hatte, wird man eher allergisch reagieren, als wenn man bei bester Gesundheit, glücklich und zufrieden ist.

Der Gedanke, daß emotionale Faktoren die Allergie beeinflussen können, wird allgemein akzeptiert. Aber die meisten Leute glauben, daß die seelische Erregung die Allergie hervorrufe. Ich bin jedoch der Meinung, daß die seelische Erregung schützende Nebennierenrinden-Hormone verbraucht und so die Abwehrkräfte gegen die Allergie vermindert, so daß normalerweise harmlose Substanzen plötzlich allergen wirken können.

Foster Kennedy, ein schottischer Neurologe in Amerika, interessierte sich für die Zusammenhänge zwischen Allergie und Nervensystem. Er lehrte, daß Emotion eine allergische Reaktion auslösen kann, aber er behauptete niemals, wie einige Psychiater es tun, daß das eine das andere *verursache. Kennedy* verglich den allergischen Hautausschlag, Nesselsucht oder Urtikaria genannt, mit der Migräne, einem heftigen einseitigen Kopfschmerz, der durch Schwellung der Blutgefäße und der umgebenden Hirnhaut in der Schläfengegend verursacht wird. Er vermutete, daß beiden Krankheiten lokale allergische Gewebsanschwellungen gemeinsam seien. Interessanterweise bezeichnen immer mehr Ärzte die Nahrungsmittelallergie als die Hauptursache der Migräne.

Es ist wichtig, sich immer vor Augen zu halten, daß es sich bei der spezifischen Anpassungskrankheit um einen *reversiblen Prozeß* mit erkennbaren Einzelstadien handelt, nicht um eine irreversible Veränderung, die man nur im Pathologielabor oder, nach dem Tode des Patienten, auf dem Seziertisch feststellen kann. Wenn ein Arzt bei seinem Patienten leicht erkennbare Symptomenkomplexe wie Bluthochdruck, Zwölffingerdarmgeschwür und Asthma (die übrigens

4. Kapitel

alle während einer allergischen Erkrankung auftreten können) findet, dann wird er sie entweder als allergisch erkennen, oder er wird sie mit Bezeichnungen wie »funktionell«, »idiopathisch«, »psychosomatisch« oder »essentiell« etikettieren – eine reine Bemäntelung seiner Unsicherheit. Wir Ärzte dürfen uns durch solche Symptome nicht blind machen lassen für den zugrundeliegenden Drei-Stadien-Prozeß der Anpassung, der immer weiterläuft. Im Gegenteil: Wenn wir erst einmal die Symptomgruppen kennen, die mit der spezifischen Anpassungskrankheit verbunden sind, dann können wir sie als Anzeichen für diesen Grundprozeß betrachten.

Ein Mensch mit veränderlichen chronischen Symptomen, deren Ursache nie zu finden war, ist sehr wahrscheinlich ein Opfer in der Schlacht der spezifischen Anpassung. Wenn bei ihm mehr als ein Symptom der folgenden Liste auftritt, ist die Diagnose wahrscheinlich. Drei oder mehr machen sie sicher. Natürlich gibt es auch andere Ursachen für diese Symptome, wie Infektion oder eine degenerative Erkrankung, die neben der Allergie bestehen können. *Aber in jedem Fall, in dem ein fortschreitender spezifischer Anpassungsprozeß vorliegt, ist es notwendig, krankheitsverursachende Stoffe zu identifizieren, auszuschließen oder zu neutralisieren, bevor vollständige Heilung eintreten kann.* Die folgenden fünf Hauptsymptome sind besonders wichtig; sie müssen kommen und gehen:

1. Anhaltende Müdigkeit, bei der Bettruhe nichts hilft
2. Über- oder Untergewicht, oder stark wechselndes Körpergewicht im Laufe des Lebens
3. Gelegentliche Schwellungen (Ödeme) an Gesicht, Händen, Unterleib und Fußgelenken
4. Herzklopfen, besonders nach dem Essen
5. Übermäßiges Schwitzen, nicht durch körperliche Bewegung verursacht

Mindestens eines dieser Symptome findet man unabänderlich bei allen Patienten mit spezifischer Anpassungskrankheit. Zusätzlich wird man eines oder mehrere der folgenden chronischen örtlichen Symptome finden, je nachdem, welcher Teil des Körpers von der Allergie betroffen ist. (Andere mögliche Ursachen für die angeführten Symptome, wie Infektion und Verletzung, muß man selbstverständlich in Betracht ziehen, da ja die Allergie der große Imitator in der Medizin ist.)

Atmungsorgane:
Bindehautentzündung (Konjunctivitis): Die Bindehaut hängt mit der Nasenschleimhaut durch die Nasen-Tränengänge zusammen

Schnupfen (Rhinitis): Laufende oder verstopfte Nase, meist als Katarrh bezeichnet. Nicht das gleiche wie der gewöhnliche (infektiöse) Schnupfen. Kann dauernd oder periodisch auftreten. Dazu gehört auch der »Heuschnupfen« (»Heufieber«) der weder mit Fieber noch auch meistens mit Heu etwas zu tun hat. Die meisten Ärzte nennen ihn jetzt »allergische Rhinitis«

Bronchitis: Das allergische Element dieser Krankheit ist weniger erforscht als der Faktor der Infektion. Oft ist eine Tabakallergie damit verbunden, ebenso eine Allergie gegen Kohlenwasserstoffe (Benzin usw.) und deren Abgase

Asthma: Allergien gegen Nahrungsmittel und Chemikalien sind als Ursache ebenso wichtig wie Allergien gegen eingeatmete Stoffe. Emotionale Faktoren können als Auslöser wirken, indem sie die allgemeine Widerstandskraft herabsetzen. Besonders bei Asthma spielen sie eine Rolle, da Änderungen in der Atmung oft mit Angstgefühlen verbunden sind.

Haut:
Hautjucken (Pruritus): Mit oder ohne Ausschlag. Tritt meist in der Gegend des Afters und der Genitalien auf

Ekzem: Besonders bei kleinen und größeren Kindern. Milch und wollene Kleidung sind oft die Ursache

Nesselsucht (Urtikaria): Weiße oder rote Schwellungen (Quaddeln) auf der Haut, meist stark juckend. Allgemein als allergische Reaktion betrachtet

Dermatosen: Verschiedene Hautausschläge als Folge direkten Kontakts mit Reizstoffen wie Parfüm oder nickelhaltigem Modeschmuck,

4. Kapitel

oder nach Einnahme von Medikamenten (z.B. Aspirin, Phenacetin, Penicillin) oder Verzehr von künstlichen Farb- und Geschmacksstoffen in Nahrungsmitteln usw. [18])

Verdauungsorgane:
Aphthen: Geschwüre (»Schwämmchen«) auf der Mundschleimhaut und der Zunge; schmerzhaft und nur langsam heilend
Dyspepsie: Allgemeine Bauchbeschwerden, besonders Blähungen und Völlegefühl
Magengeschwür: Sowohl Magen- als auch Zwölffingerdarmgeschwüre (oft ohne einen im Röntgenkontrast sichtbaren Geschwürkrater)
Regionale Ileitis (Morbus Crohn): Entzündung und Krämpfe des Dünndarms, Geschwüre um den After herum
Verstopfung und Durchfall: Gewöhnlich allergisch bedingt, wenn es keine offensichtliche Ursache gibt
Kolitis: Darmschleimhautentzündung und Dickdarmgeschwür (Colitis ulcerosa), Reizdickdarm-Syndrom und Kolik

Herz und Blutkreislauf:
Abnormer Pulsrhythmus: ungewöhnlich langsamer oder ungewöhnlich schneller Herzschlag (Bradykardie, Tachykardie)
Anginöse Schmerzen: Schmerz in der linken Brusthäfte ohne ischämische [19]) Herzerkrankung
Hoher Blutdruck: Gewöhnlich allergischen Ursprungs, wenn keine Arteriosklerose oder Nierenerkrankung vorliegt
Arterienkrämpfe in den Gliedmaßen: führen zu Krämpfen, Frostbeulen und Schmerzen bei Bewegung. Allergischen Ursprungs, wenn keine pathologischen Veränderungen der Arterien zu finden sind

---

[18]) S. die Arbeiten von Ben Feingold über Farb- und Geschmacksstoffe in seinem Buch »Why Your Child Is Hyperactive« (Warum Ihr Kind hyperaktiv ist), s. Literaturliste!

[19]) Ischämie = Blutleere; tritt bei arteriosklerotischer Verengung der Herzkranzgefäße bzw. bei Embolien und Infarkten ein.

Vasovagale Anfälle: Periodische Ohnmachtsanfälle und Anfälle von allgemeinem Unwohlsein, bei denen man sich niedersetzen oder -legen muß.

Muskulatur und Skelett:
Muskelschmerzen (Myalgie): auch als Fibrositis bezeichnet
Gelenkschmerzen (Arthralgie)
Arthritis: Geschwollene, schmerzende Gelenke; nicht infektiöse, rheumaartige oder degenerative Arthritis (Osteoarthritis)

Zentralnervensystem:
Kopfweh: Migräne, Neuralgie, Kribbeln, taubes Gefühl
Krämpfe (Anfälle): Allergischer Herkunft, wenn keine Ursache zu finden ist
Ohrenklingen (Tinnitus)
Schwindel: Oft mit Brechreiz verbunden, wenn das Brechzentrum im Gehirn gestört ist

Harn- und Geschlechtsorgane:
Häufiges Wasserlassen, oft fälschlich Blasenkatarrh genannt; Scheidenausfluß; einige Fälle von Impotenz, Frigidität und Empfängnisunfähigkeit

Geistig-seelischer Bereich:
Verhaltensprobleme: Benommenheit und Unfähigkeit, klar zu denken; bei Kindern gewöhnlich Wechsel zwischen Teilnahmslosigkeit und Überreiztheit
Neurosen: Speziell Angstneurosen, Angstanfälle und Mangel an Selbstvertrauen und Energie. Gewöhnlich Neurasthenie genannt
Hypomanie und Manie; Depression: Den Psychiatern als Stimmungspsychosen bekannt; beim selben Patienten wechseln oft Manie und Depression einander ab

4. Kapitel **81**

Verwirrtheit: Einschließlich Wahnvorstellungen und Halluzinationen (bei einigen Formen der Schizophrenie)

Hormondrüsen:
Unter- und Überfunktion der Schilddrüse (Hypo- und Hyperthyreose)
Schmerzhafte Regel (Dysmenorrhoe)
Ausbleiben der Regel (Amenorrhoe)
Ungewöhnlich starke Regel (Menorrhagie)

Auf den ersten Blick ist diese Liste ein ungeheuerlicher Mischmasch aus körperlichen und seelischen Zuständen, die scheinbar nichts miteinander zu tun haben und von denen viele eine wohlbekannte, nicht-allergische Ursache haben. Und jedem Arzt sei verziehen, wenn er mich beschuldigt, ich versuche die ganze Medizin in den Rahmen meiner spezifischen Anpassung zu zwängen. Bei näherem Hinsehen jedoch zeigt sich, daß der Rahmen nicht zu weit gesteckt ist: Er umschließt lediglich die klinischen Äußerungen der Allergie (Schwellung, Austritt von Gewebsflüssigkeit und chemische Reizung durch Histamine) und ihre Auswirkungen auf die drei Grundgewebe des Körpers: Haut und Nervensystem (Ektoderm); Muskeln, Gelenke und Blutgefäße (Mesoderm); Eingeweide, Lungen und Schleimhäute (Entoderm).

Eine erbliche allergische Empfindlichkeit offenbart sich bei diesen Grundgeweben in einer oder mehreren der folgenden Arten: Wenn die Haut betroffen ist, finden wir Akne, Schuppen, eine Neigung zu Furunkeln und Fußpilz, Ekzeme, Schuppenflechte (Psoriasis), Kontaktdermatitis, Hautausschläge auf Medikamente, starken Körpergeruch und starkes Schwitzen.

Empfindlichkeit des Nervensystems zeigt sich in neuritischen Schmerzen, *Tic douloureux* (Gesichtszucken bei Trigeminusneuralgie), *Bells* Lähmung (Fazialislähmung, wobei sich das Auge auf der gelähmten Seite nicht mehr ganz schließen läßt), oder in anderen geistigseelischen und neurologischen Symptomen, die durch lokale Schwellung und Reizung von Zellen in verschiedenen Gehirnzentren verursacht werden. Es kann auch allgemeines Müdigkeitsgefühl auftreten. wahrscheinlich aus den gleichen Ursachen.

Wenn die Blutgefäße betroffen sind, finden wir Nesselsucht, Schwellungen unter den Augen (»Tränensäcke«), geschwollene Fußgelenke, Änderungen im Blutdruck, Hexenschuß, plötzliche Rötung der Augenhornhaut und schmerzhafte Menstruation. Bestimmte Typen von Schwindelanfällen können ebenfalls auftreten, wie bei der Menièreschen Krankheit. Sie entstehen durch Krämpfe und Schwellungen der Blutgefäße im Gleichgewichtsorgan und im Gehirnzentrum für die Kontrolle der Körperhaltung.

Sind die Muskeln in Mitleidenschaft gezogen, dann treten oft Krämpfe auf, außerdem Schmerzen und Empfindlichkeit, die man gemeinhin als Muskelrheumatismus (Fibrositis) bezeichnet. Wenn die Gelenke betroffen sind, werden sie steif und schmerzen.

Wer empfindliche Eingeweide und Schleimhäute hat, der kann an Gerstenkörnern, Mundgeschwüren, belegter Zunge, Atembeschwerden, Schnarchen, Niesanfällen, häufigen Erkältungen, laufender Nase, Asthma und Heuschnupfen leiden. Magen- und Zwölffingerdarmgeschwüre, Kolitis, Durchfall, Verstopfung, Scheidenausfluß fallen auch unter diese Kategorie, ebenso wie der weitverbreitete »Blasenkatarrh« der Frauen, wenn er nicht von einer Infektion kommt.

Lokale allergische Reaktionen sollte man niemals isoliert betrachten, denn sie durchdringen und komplizieren andere medizinische Probleme. Abnorme Anfälligkeit gegen Infektion durch Viren und Bakterien zum Beispiel kann häufig verbunden sein mit einer Allergie, die das betroffene Gewebe ungewöhnlich verwundbar für eine Invasion von Krankheitskeimen macht.

Die Infektionstheorie der Krankheiten hatte ungeheure Wirkung auf die wissenschaftliche Medizin. Deshalb betrachten wir auch die Krankheitserreger als unsere einzigen Feinde. Krankheitserreger brauchen aber die richtige Umwelt, um wachsen zu können. Durch Allergien geschwächte Gewebe sind der ideale Nährboden für Bakterien und Viren. Nehmen wir als Beispiel den Asthmatiker. Seine Krankheit beruht – wenigstens zu Anfang – auf einer rein allergischen Reaktion, nämlich der Unfähigkeit, sich an Pollen in der Luft oder an Federmilben im Bett anzupassen (letztere hat man erst kürzlich als eine der Hauptursachen des allergischen Asthma identifiziert). Die die Bronchien und Lungenbläschen auskleidenden Gewebe werden immer stärker gereizt und bieten so den Bronchitiserregern einen perfekten Nährboden. Wenn der Asthmatiker mit diesen Erregern in Berührung kommt, wird er sehr wahrscheinlich bald zum chronischen Bronchitiker. Wenn er ein inhalierender Raucher ist, werden die chemischen Reizstoffe des Tabakrauchs den Krankheitsprozeß noch beschleunigen.

Oder nehmen wir als Beispiel das Kind mit allergischem Ekzem, dessen Ursache gewöhnlich mangelnde Anpassung an Kuhmilch ist. Das Ekzem wird durch Kratzen infiziert und entwickelt sich zum Impetigo, einer Streptokokken-Infektion der Haut.

Diese auf Allergien aufbauende Gruppe gewöhnlicher Infektionskrankheiten enthält auch immer wiederkehrende Gerstenkörner, Halsentzündungen, Ohrinfektionen und chronischen Schnupfen (man denke an Dr. *Rinkels* Krankheitsgeschichte!). Wenn man die spezifischen Stoffe, gegen die der Patient allergisch ist, erkannt und ausgeschlossen hat, kehrt die normale Resistenz gegen Infektionen zurück und die qualvollen, immer wiederkehrenden entzündlichen Schübe, die man vorher mit Antibiotika behandelt hatte, sind endlich vorbei. (Man denke auch daran, daß sich oft eine Allergie gegen Antibiotika entwickelt und die Angelegenheit noch schlimmer machen kann.) Diese Auffassung, die den Allergie- oder Anpassungsfaktor berücksichtigt, macht es dem Arzt möglich, seine Patienten wirksamer zu behandeln.

Kurz nachdem ich mich über Nahrungsmittelallergien und mangelnde spezifische Anpassung informiert hatte, gelang es mir (noch als Allgemeinarzt), zwei Kinder für immer von ihren chronischen Hals-, Mandel- und Mittelohrentzündungen zu heilen, die den beiden das Leben zur Plage gemacht und sie die meiste Zeit vom Schulbesuch abgehalten hatten. *Peter* war sechs und seine Schwester *Mary* fünf. Sie hatten beide so oft die Schule nicht besuchen können, daß ihre Eltern der Verzweiflung nahe waren. Eines Tages, beim xten Krankenbesuch bei einem der Kinder, das wieder Temperatur hatte, setzte ich mich mit der Mutter zusammen und machte eine sorgfältige Bestandsaufnahme von *Peters* und *Marys* Speisezettel. Die Kinder begannen den Tag gewöhnlich mit einer Schüssel Cornflakes, gefolgt von Weißbrot-Toast und Marmelade. Fürs Mittagessen nahmen sie belegte Brötchen mit in die Schule – wenn sie sich wohl genug fühlten, um dorthin zu gehen – und gaben ihr Taschengeld für Schokolade aus. In der Pause tranken sie eine Tasse Milch, die es in der Schule gab. Wenn sie um 16.30 nach Hause kamen, hielt ihre Mutter eine warme Mahlzeit bereit: Rührei oder Bohnen in Tomatensoße auf Toast; danach gab es Brot und Marmelade, Kuchen, Kekse und manchmal eine Banane oder Orange. Orangen- oder Zitronensaft konnten sie jederzeit trinken. Zum Schlafengehen gab es einen Milch-Drink mit Malz und einen Apfel.

Ich erklärte der Mutter, einer freundlichen Frau, die sehr besorgt um ihre Kinder war, daß Peter und Mary wahrscheinlich gegen die Bestandteile dieses Speisezettels, hauptsächlich bestehend aus raffinierter Stärke und Zucker, allergisch geworden waren, vielleicht auch gegen Kuhmilch und Eier. Ich entwarf eine Speisefolge für sie, die alle diese Dinge ausschloß. Sie lautete etwa so:

Frühstück: Gegrillter Schinkenspeck, geröstetes Vollkornbrot; oder: gegrillte Heringe oder getoasteter Käse auf Vollkornbrot mit gegrillten Tomaten oder frischen Apfelscheiben
Zweites Frühstück: Keine Schulmilch, dafür selbstgemachte Limonade aus frischen Zitronen und eine oder zwei Bananen
Mittagessen: Die Schulmahlzeit, aber ohne Pudding
Frühes Abendessen: (High tea in England): Fleisch und zwei Sorten von Gemüse; wenn möglich, frisches Obst; Linsen, Nüsse aller Arten: Paranüsse, Haselnüsse, Mandeln, oder Erdnußbutter (mit dem Löffel zu essen); Fisch aller Art
Vor dem Schlafengehen: Heiße Suppe aus den Knochen und Fleischresten vom High tea
Keinerlei Süßigkeiten und Schokolade, keine gekauften Fruchtsäfte oder Limonaden.

Das war eine einfache Eliminierungsdiät, sozusagen ein Schuß ins Dunkle. Die vier »Hauptübeltäter« waren aus der Diät verbannt: raffinierte Stärke (Weißmehl), Zucker, Kuhmilch und Eier (auch Hühnerfleisch, denn Allergien gegen Hühnerfleisch und Eier treten oft gleichzeitig auf). Ich ging ein kalkuliertes Risiko ein, als ich Käse erlaubte, aber ich machte zur Bedingung, daß die Kinder ihn nicht öfter als einmal in drei Tagen bekommen sollten.

Zuerst war es schwierig, die Kinder zu der neuen Diät zu überreden. Aber mit etwas Bestechung in Form von kleinen Vergnügungen und Ausflügen und durch die konsequente Mitarbeit des Schulpersonals gewöhnten sie sich schließlich daran und zogen die Diät nach einiger Zeit sogar ihren alten Eßgewohnheiten vor. Die Ergebnisse waren, was ihre Gesundheit betraf, höchst erfreulich: Weniger Erkältungen und Halsentzündungen, regelmäßiger Schulbesuch und zwei viel glücklichere Kinder, nicht zu reden von den Eltern.

Natürlich bekamen *Peter* und *Mary* immer noch gelegentlich eine Erkältung, wenn eine Grippewelle umging, aber sie entwickelten weniger Komplikationen und überwanden sie leichter. Bei keinem der Kinder mußten die Mandeln und Polypen entfernt werden – eine Operation, die ich auf dringende Bitten der Großeltern in die Wege leiten sollte.

Da diese Kinder zu jung für klinische Nahrungsmitteltests waren und deren Durchführung zu Hause für die Eltern zu schwierig gewesen wäre, hatte ich mich auf eine modifizierte Form von *Albert Rowes* Methode zu beschränken. Die Ergebnisse haben das Werk dieses großen alten Mannes völlig gerechtfertigt.

Mit der medizinischen Methode, bei der Nahrungsmittel- und Chemikalienallergie als Faktoren und mangelnde Anpassung an spezifische Stoffe als zusätzliche Krankheitsursache einbezogen werden, wird ein Arzt mehr Behandlungserfolge haben, als wenn er nur nach Symptomen oder Symptomenkomplexen fahndet, die ja meist Anzeichen einer Gesamterkrankung sind. Die Methode bewegt sich durchaus innerhalb der Möglichkeiten des durchschnittlichen Allgemeinarztes und stellt eine erfolgversprechende Erweiterung seiner Behandlungsweisen dar.

4. Kapitel

Auf beiden Seiten des Atlantik sehen sich die Ärzte gezwungen, auf der Grundlage unvollständiger Beweise Theorien über die Krankheitsursachen ihrer Patienten aufzustellen. Daher heften sie ihren »Fällen« häufig hochtrabende, rein beschreibende Bezeichnungen an, um den Anschein zu erwecken, daß man den eigentlichen Krankheitsprozeß beim Namen nenne. Da Patienten leichtgläubig sind und meist nicht in der Lage, mit dem Arzt zu diskutieren, haben sie für gewöhnlich diese Art von »Idioten-Diagnose« hinzunehmen (wie der verstorbene Dr. *Blake Donaldson,* New Yorker Arzt und Allergologe, sie zu bezeichnen pflegte).

In seinem Buch *Strong Medicine* (Starke Medizin) gibt Donaldson einen haarsträubenden Bericht über eine solche Patientin, die zu ihm kam, weil sie sich »durch und durch krank« fühlte. Sie klagte über bohrende Kopfschmerzen, kolikartige Unterleibsschmerzen und ein Gefühl äußerster Erschöpfung. Von anderen Ärzten, die sich nicht für Allergie interessierten, war sie von Kopf bis Fuß untersucht worden. Hier folgen die Diagnosen, die man stellte und auf die hin man sie ohne Erfolg behandelt hatte: Zwölffingerdarmgeschwür, niederer Blutdruck, niederer Blutzuckerspiegel, Kalziummangel, Vitaminmangel, Bandscheibenschäden (in eine Bandscheibenoperation hatte sie nicht eingewilligt), Magensenkung, Schilddrüsenunterfunktion, Streptokokken-Infektion, Anämie und hoher Cholesterinspiegel.

Bei einer Diät aus frischem fettem Fleisch und Wasser, bei vollständigem Ausschluß von Weißmehl, gegen das sie *Donaldsons* Untersuchungen zufolge allergisch war, verschwanden alle ihre Beschwerden nach ein bis zwei Wochen. Später konnte er ihre Diät um Bratkartoffeln und frisches Obst erweitern, ohne daß sie wieder erkrankte.

5. Kapitel

Man erinnere sich, daß *Joanna* nach einem neuerlichen Anfall von Selbstverstümmelung und anschließender depressiver Teilnahmslosigkeit zum 13. Mal in Park Prewett eingeliefert worden war. Sechs Monate später wurde sie in die psychiatrische Intensivstation eingewiesen, wo man ihr jede erdenkliche Behandlung und Betreuung angedeihen ließ, als letzten Versuch vor der bereits in Betracht gezogenen Leukotomie. Nach drei Wochen Intensivpflege ohne jede Besserung wurde sie der wöchentlichen Fallkonferenz vorgestellt, wo die zehn oder elf anwesenden Psychiater einer Meinung waren, daß die Gehirnoperation die einzige Hoffnung auf Erleichterung biete. *Joannas* drei Kinder sollten zu ihrer eigenen Sicherheit in Pflege gegeben werden. Die einzige Gegenstimme war die meine. Ihr Fall war jedoch so verzweifelt, daß man mir erlaubte, mit ihr einen Nahrungsmitteltest durchzuführen, obwohl die meisten Ärzte sehr skeptisch gegen meine Auffassung waren. Der Tenor der Konferenz lautete: »Hilft es nichts, so kann es wenigstens nicht schaden.«

Da man bei *Joanna* erst kürzlich eine gründliche klinische Untersuchung durchgeführt hatte, sparte ich sie mir, obwohl ich normalerweise einen neuen Patienten genau untersuche, um nachweisbare physische Defekte auszuschließen. Auch die Blutuntersuchung und die biochemischen Tests, die routinemäßig bei der Aufnahme in der Intensivstation gemacht werden, wiederholte ich nicht. Ihre Werte waren alle normal gewesen.

Joanna hatte beträchtliches Übergewicht: fast 89 kg bei einer Körpergröße von 1,67 m. Sie stand oder saß herum, zusammengekauert und trübsinnig, rauchte eine Zigarette nach der anderen und sprach kaum ein Wort. Man mußte sie dauernd beobachten, denn sie konnte jeden Augenblick weglaufen, gewöhnlich in den Waschraum, wo sie ihre Arme aufschlitzte mit dem nächsten scharfen Gegenstand, den sie in die Finger bekam – oft mit einem schweren gläsernen

Aschenbecher, den sie auf dem Rand der Klosettschüssel in Stücke schlug. Es gab nach jeder dieser Episoden ein beträchtliches Durcheinander aus Blut und Glasscherben. Erst vor ein paar Wochen mußte ich als Notarzt einen dieser Schnitte nähen. Er war tief und brauchte drei bis vier Nähte. Ihre Unterarme waren mit Narben bedeckt. Unmittelbar nach einer solchen Selbstverletzung war *Joanna* immer vorübergehend ruhiger, und das machte es leichter, sie zusammenzuflicken. Es zeigte, daß die Verletzung irgendwie ihre innere Spannung lockerte, wie bei dem Mann, der seinen Kopf gegen die Wand schlägt, weil er sich so wohl fühlt, wenn er damit aufhört.

Am Montag, den 28. Mai 1973 um 17 Uhr ließ ich *Joanna* ein fünftägiges Fasten beginnen, mit nichts als Trinkwasser in großen Mengen. Ihre Medikamente wurden allmählich abgesetzt; diese Maßnahme erweckte Bestürzung beim Personal, das gewohnt war, sie in einer Art chemischer Zwangsjacke zu halten. Die Mannigfaltigkeit und Quantität der Medikamente, die sie zu nehmen hatte, war gewaltig, selbst für psychiatrische Verhältnisse: [20]) 25 mg Imipramin (Tofranil) dreimal täglich, plus 50 mg Trimipramin (Stangyl) vor dem Schlafengehen (diese beiden sind starke Antidepressiva), plus 5 mg Haloperidol dreimal täglich. (Haloperidol, ein wichtiger Tranquilizer, ist chemisch mit dem Stoff verwandt, den man zur Betäubung von Wildtieren verwendet, wenn man sie in andere Gebiete bringen will. Man sagt, daß die Russen es bei ihren politisch-psychiatrischen Gefangenen anwenden.)

Man gab ihr auch dreimal täglich 100 mg Orphenadrin (Norflex), um die Nebenwirkungen des Haloperidols zu verringern, nämlich Muskelstarre, Zittern und extremen Speichelfluß. Abends bekam sie 10 mg Nitrazepam (Mogadan), ein Schlafmittel, und man hatte sie auf Injektionen von 10 mg Haloperidol und 10 mg Procyclidin (Osnervan) gesetzt, um ihre Anfälle von Selbstverstümmelung und Flucht unter Kontrolle zu bringen. Obendrein bekam sie zweimal täglich

---

[20]) Die Namen der Medikamente in Klammern sind die Handelsbezeichnungen der herstellenden Firmen; vor der Klammer stehen die pharmakologischen Bezeichnungen.

5. Kapitel

eine Tablette Fenfluramin (Ponderax) gegen ihre Fettleibigkeit, und eine tägliche Antibabypille, um eine Schwangerschaft zu verhüten – nicht daß sie bei all diesen Medikamenten und in ihrer Depression noch viel Interesse an Sex gehabt hätte, aber man wollte lieber auf Nummer Sicher gehen.

Während ihres Fastens ließ ich mir von *Joanna* genauestens berichten, was sie für gewöhnlich gegessen und getrunken hatte, und machte ein Aufstellung davon. Die Ernährungs-Vorgeschichte enthüllt bei Nahrungsmittelallergikern wie *Joanna* fast immer die Sucht nach bestimmten Nahrungs- und Genußmitteln. In ihrem Fall war es offensichtlich eine Kaffeesucht.

Hier ist einer ihrer typischen täglichen Speisezettel:
8.30 h   Drei große Tassen Pulverkaffee mit Milch und viel weißem Zucker
11.00 h   Eine oder zwei weitere Tassen wie oben
12.30 h   (der Ehemann kommt zum Essen nach Hause) Warmes Essen: Hackfleisch oder Würstchen oder Eier mit Pommes frites oder Eintopf (mit Graupen, Ochsenschwanz usw.), Käse und Kekse, ein Glas Orangensaft und eine oder zwei Tassen Kaffee
15.00 h   Noch mehr süßer Kaffee mit Milch
18.00 h   (Hauptmahlzeit der Familie): Rührei er auf Toast, Dosensuppe, Butterbrot, Kuchen, Kekse
21.00 h   (Fernsehmahlzeit): Käse- oder Fischbrötchen, Tee mit Milch und Zucker
Mitternacht: Eine große Tasse Kaffee mit Milch und Zucker, wie gehabt. Zwischen den Mahlzeiten, bei Hungergefühl Yoghurt oder Milch

Das ist nicht gerade eine Diät, die Fachleute als ausgewogen bezeichnen würden. *Joanna* aß selten Obst oder frisches Gemüse. Sie hätte ein vernünftiges Frühstück gebraucht, aber wie bei allen Nahrungsmittelsüchtigen wurde ihr Verlangen nach dem Suchtmittel (süßer Kaffee) durch die Entbehrung während der Schlafenszeit angeheizt. Gegen Morgen war sie verrückt nach einer Tasse Kaffee, die sie vorübergehend aufmunterte und sie für den Tag in Schwung brachte; genau wie die erste Morgenzigarette für den Nikotinsüchtigen das einzige ist, was ihn in den Normalzustand versetzen kann.

Joanna hielt ihr Fasten streng ein, und einmal aus der Phase des Katers heraus, die zwei Tage dauerte, sah sie zunehmend besser aus und fühlte sich auch so. Das Personal der Station äußerte sich erstaunt über die Besserung in Erscheinung, Stimmung und Verhalten. Nun, da sie wacher und eher bereit zur Zusammenarbeit war, konnte ich Einzelheiten ihrer Geschichte aus ihr herausbekommen. Sie bestätigten hundertprozentig die Diagnose der Allergie gegen Nahrungsmittel und Chemikalien.

Der Kürze halber will ich die Geschichte ihrer Allergie so aufzeichnen, wie sie sie mir angegeben hat:

- Übergewicht. Sie war schlank gewesen bis zum Alter von 20 Jahren; danach schwankte ihr Gewicht zwischen 62 und 95 kg. Als ich sie untersuchte, hatte sie ungefähr 3 kg durch ihr Fasten verloren und wog etwa 85 kg.

- Jahrelang hatte ihre Nase gejuckt; ihre Augen tränten und sie mußte mehrmals niesen, wenn sie Puder oder Lidschatten auflegte.

- Meistens hatte sie in der Nacht Anfälle von Atemnot

- Sie war eine Kettenraucherin: 40 bis 50 Zigaretten pro Tag

- »Babycham«, eine Art Obstsekt aus Birnen, machte sie nach vier kleinen Gläsern leichtsinnig und ausgelassen; das dauerte etwa eine Stunde, danach wurde sie depressiv

- Sie litt gelegentlich unter Herzjagen (Tachycardie). Dieses schnelle Herzklopfen ist für den Patienten sehr unangenehm

- Gelegentliche Verstopfung

- Nächtliche Krämpfe

- Schwere, alles durchnässende Schweißausbrüche (Hyperhidrosis), in keinem Verhältnis zur Körperbewegung

Am 31. Mai 1973, am dritten Tag ihres Fastens, sagte sie, daß sie sich viel wohler und lebendiger fühle. Sie sah auch lebhafter aus, stand aufrecht da und konnte wieder lächeln. Am nächsten Tag wurde sie der wöchentlichen Stationskonferenz der Intensivstation vorgeführt.

Sie brachte es fertig, am Tisch zu sitzen und einen gut verständlichen Bericht über sich selbst zu geben. Vorher war sie bei diesen Konferenzen nie anwesend gewesen, oder sie saß zusammengesunken und schweigsam da, bis sie wieder gehen durfte. Am nächsten Tag, Samstag, den 2. Juni, wurde ihr Fasten durch einen Eßtest mit geschmortem Steak unterbrochen. Darauf zeigte sie keine Unverträglichkeits-Reaktion. Von da an testete sie pro Tag vier verschiedene Nahrungsmittel zu den normalen Essenszeiten. Die Schwestern prüften dabei ihren Puls vor und nach der Mahlzeit. (Siehe *Cocas* Pulstest, S. 63)

Grüne Bohnen und gekochter Reis riefen keine Reaktion hervor, aber auf Schinkenspeck zum Frühstück am zweiten Tag der Testserie fiel ihr Puls von 100 pro Min. vor dem Test auf 76, 90 Min. später. (Verlangsamung des Pulses um 20 oder mehr ist so signifikant wie Erhöhung und sollte das Pflegepersonal warnen, daß eine stärkere Reaktion zu erwarten ist. Tatsächlich verfiel sie bald in eine Depression, die mehrere Stunden dauerte.)

Zum Abendessen am selben Tag, nachdem ihre Depression sich gelichtet hatte, testeten wir Eier – zwei gekochte Eier – und darauf folgte eine wahrhaft dramatische Reaktion. Sie mußte von den Schwestern dauernd überwacht werden und bekam 10 mg Haloperidol injiziert, um Flucht und Selbstverstümmelung zu verhindern. Ihr Aussehen hatte sich verblüffend verändert: Sie fiel zurück in ihre zusammengekauerte, niedergeschlagene Haltung und konnte nur mit Mühe und in einsilbigen Wörtern über sich selbst sprechen. Als sie aus der extremen Depression auftauchte, setzte Atemnot ein und sie beschrieb ein Gefühl der Beklemmung in der Brust, »als ob sie innerlich zusammengeschraubt sei«. Am nächsten Morgen ging es ihr besser. Ananassaft, Truthahn und Karotten, die sie zum Frühstück, Mittagessen und nachmittags bekam (einzeln und in dieser Reihenfolge), hatten keine schlimmen Wirkungen. Beim Abendessen war sie ganz fröhlich und munter. Als Test bekam sie Zunge zu essen, und gleich darauf wurde sie verspannt und aufgeregt und versuchte, Eßbares zu stehlen. Die Erregung wurde bald von Depression abgelöst. Diese dauerte so lange, bis sie todmüde schlafen ging.

In dieser Weise setzten wir die Testreihe 14 Tage lang fort, bis wir eine ziemliche Anzahl verschiedener Nahrungsmittel ohne negative Wirkungen festgestellt hatten. Sieben verursachten einen akuten Rückfall innerhalb einer Stunde. Das waren Speck, Eier, Porridge (Haferbrei), Kalbfleisch, Zunge, Pulverkaffee und Schokolade. Am Mittwoch, dem 20. Juni, nachdem *Joanna* zwei Tage lang nur »Sicherheitsdiät« gegessen hatte, wurde sie der wöchentlichen Fallkonferenz wieder »präsentiert«. Sie hielt sich sehr gut, plauderte fröhlich mit jedem, saß entspannt und aufmerksam da und beantwortete die Fragen der Ärzte prompt und genau. Die Belegschaft des Krankenhauses war beeindruckt und drängte mich, den nächsten Schritt zu unternehmen. Dieser bestand darin, eine Zufallsreihe aus unschädlichen und schädlichen Nahrungsmitteln aufzustellen und je eines pro Tag *Joanna* mit einem Magenschlauch zu geben (als Doppelblindversuch). Zu der Zeit hatte sie schon zwei Wochen lang keine Medikamente mehr bekommen, außer einer gelegentlichen Injektion von Haloperidol oder Diazepam (Valium), um eine schwere Reaktion unter Kontrolle zu bringen.

Hier ist es recht aufschlußreich, einmal den Ablauf von *Joannas* Reaktionen auf eine Nahrungsprobe zu betrachten, gegen die sie eine maskierte Allergie hatte. Offensichtlich verlief die Reaktion in bestimmten Stadien, die *Joanna* selbst bewußt wurden und die auch die protokollierenden Schwestern beobachteten.

Nehmen wir als Beispiel Kaffee: Nach dem Trinken war sie etwa 30 Min. lang angeregt, munter und fröhlich; gelegentlich fing sie zu singen und sogar zu tanzen an. Diese Hochstimmung ging allmählich in erhöhte Gereiztheit, Verspannung und Angst über. Sie wurde immer ungeselliger und hatte den Drang, wegzulaufen und sich selbst zu verletzen. Wenn man sie daran hinderte, wurde sie müde und niedergeschlagen und weinte manchmal ein bißchen. Ihre geistige Verwirrtheit machte nun jede wirkliche Verständigung mit ihr unmöglich. In diesem Stadium pflegte sie sich mit Glieder- und Rückenschmerzen schließlich ins Bett zurückzuziehen. Nach ein bis zwei Stunden Schlaf hatte sie beim Erwachen manchmal Atemnot und fühlte sich immer müde und deprimiert. Wenn sie sich tatsächlich die Arme zerschnitten hatte, fühlte sie sich vorübergehend wohler und entspannter, aber der ganze Zyklus mußte trotzdem durchlaufen werden, bis sie sich vier bis fünf Stunden später wieder mehr oder weniger normal fühlte, wenn auch ziemlich mitgenommen.

Die ganze Reaktion von Anfang bis Ende (d.h. von der Testmahlzeit aus dem schädlichen Stoff bis zum Verschwinden der Beschwerden) dauerte ohne Gaben von Gegenmitteln zwischen sechs und vierundzwanzig Stunden. Das hing davon ab, wie allergisch sie gegen das betreffende Nahrungsmittel war, wie ihre Widerstandskraft und ihr Allgemeinzustand gerade waren und wieviel sie gegessen hatte. *Randolph* fand, daß Speisesoda (Natriumbikarbonat), entweder in Wasser genommen oder intravenös eingespritzt, die Symptome einer allergischen Reaktion leichter macht. Er benutzt diese Methode, um die Patienten in seiner Praxis in Chicago schneller testen zu können. Auch ich gab in solchen Fällen den Patienten versuchsweise Natriumbikarbonat, aber in *Joannas* Fall war es sehr schwierig, sie zum Trinken zu überreden – so negativ war sie in diesem Stadium eingestellt. Andere Patienten nahmen es und fanden, daß es nicht nur die Beschwerden lindert, sondern auch alle schädlichen Nahrungsmittelreste aus dem Darm abführt und so die Reaktion verkürzt. Warum ein Alkalisalz nicht nur als bewährtes Abführmittel wirkt, sondern auch allgemein allergische Beschwerden erleichtert, ist ziemlich geheimnisvoll. Vor einigen Jahren machte *Harry Clark,* ein amerikanischer Chirurg, der sich für Nahrungsmittelallergien interessiert, einen Erklärungsvorschlag und veröffentlichte diesen gemeinsam mit *Randolph* in einem Artikel mit dem Titel: »Sodium bicarbonate in the treatment of allergic conditions« (Natriumbikarbonat bei der Behandlung allergischer Zustände). Sie sagten im wesentlichen aus, daß bei einer allergischen Reaktion, wie ich sie beschrieben habe, die lokale Schwellung im Zielorgan die Sauerstoffversorgung des Gewebes behindert. Dies führt zu einem lokalen Anstieg von Säuren, die den normalerweise alkalischen pH (Säuregrad) des Blutes und der Gewebsflüssigkeit zum sauren Bereich hin verschieben (genauer gesagt zum Neutralpunkt bei pH 7,0). Diese leichte Ansäuerung verursacht die Beschwerden des Patienten. Wenn man eine alkalische Substanz wie Natriumbikarbonat gibt (entweder intravenös oder oral), dann steigt der pH wieder auf 7,4 und alles ist in Ordnung. Dieses Phänomen könnte die stets wachsende Nachfrage nach Antacida (z.b. »Alka-Seltzer«, Anm. d. Übers.) erklären, ebenso die Beliebtheit des Zigarettenrauchens, denn Zigarettenrauch ist stark alkalisch und kann allergische Beschwerden erleichtern. Zweifler sollen ein Stück roten Lackmuspapiers in destilliertem Wasser anfeuchten und es in Zigarettenrauch halten: Es wird sofort blau. Ich bat einst einen Freund, der in einer Werbeagentur arbeitete, um ein Diagramm des Zigarettenverkaufs und des Verkaufs von Antacida (= Mittel zur Neutralisierung der Magensäure) seit dem zweiten Weltkrieg: Die beiden Linien in dem Schaubild gingen gleichmäßig und ganz parallel nach oben, Jahr um Jahr. All dies ist Spekulation, aber es ist möglich, daß *Clark* hinter eine wichtige Sache gekommen ist.

Nun zurück zu *Joannas* Fall:

Mrs. *Slade,* die Diätspezialistin des Krankenhauses, plazierte zehn Nahrungsproben in Zufallsordnung: fünf unschädliche und fünf schädliche, gemäß den Ergebnissen der offenen Eßtests, die wir gerade abgeschlossen hatten. Kabeljau, Truthahn, Käse, Milch und Orangen wurden als unschädliche und Kaffee, Eier, Porridge, Kalbfleisch und Speck als schädliche oder allergene Stoffe ausgewählt. Sie wurden mit reinem Wasser im Mixer emulgiert und in 50-ml-Spritzen eingefüllt, die mit undurchsichtigem Papier umhüllt und mit einer Codenummer versehen waren. Nur Mrs. *Slade* kannte den Code.

Um 17.00, am Montag, dem 25. Juni 1973, gaben wir *Joanna* die erste Probe durch den Magenschlauch. Der Schlauch war leicht einzuführen, und es gab auch später keine Komplikationen. Später, nach der Entschlüsselung des Codes am Ende der Testreihe, stellte sich heraus, daß die erste Probe Milch war – ein Nahrungsmittel, gegen das *Joanna* vorher keine Reaktion gezeigt hatte. Die Beobachtungen über ihre Reaktionen wurden in zweierlei Weise aufgezeichnet: durch zwei Schwestern, unabhängig voneinander, auf dem auf S. 96 abgedruckten Formular, und durch *Joanna* selbst auf dem Formular für subjektive Beurteilung (s. S. 97), das ihre eigene Einschätzung ihres Zustandes vor und nach dem Test wiedergibt. Die Formulare

5. Kapitel

waren speziell für *Joannas* Symptome entworfen worden. Sie wurden nicht sofort ausgewertet, sondern in versiegelten Umschlägen bis zur Analyse am Ende der Testreihe aufbewahrt.

Joanna erhielt eine Magenschlauchprobe pro Tag, immer am Nachmittag, so daß sie sich im Falle einer schweren Reaktion die ganze Nacht davon erholen konnte. Für den Rest des Tages, zum Frühstück, Mittagessen und Tee, durfte sie eine oder zwei »unschädliche« Speisen pro Mahlzeit essen. Es sei bemerkt, daß in unserem Krankenhaus alle Mahlzeiten früher stattfinden als außerhalb: Frühstück vor 8 Uhr, Lunch zur Mittagszeit und Tee um 15 Uhr.

Am zweiten Tag der Magenschlauchfütterung, kurz vor dem Test, war *Joanna* hungrig und stibitzte eine Tafel Schokolade etwa um 16 Uhr. Innerhalb von fünf Minuten wurde sie aufgeregt und überaktiv, später begann sie wahllos auf andere Leute einzuschlagen, und nach einer Stunde fühlte sie sich müde und deprimiert. Wir ließen den Magenschlauchversuch an diesem Tage ausfallen und ließen sie die Reaktion ausschlafen. Am nächsten Tag verlegten wir den Test auf 16 Uhr, um sie nicht mehr allzu hungrig werden zu lassen. Daraufhin aß sie nichts Unerlaubtes mehr.

Wir setzten die Testreihe fort, bis sie alle 10 Nahrungsmittel bekommen hatte; dann knackten wir den Code und analysierten die Beobachtungsformulare. Die Ergebnisse stimmten völlig mit denen der offenen Eßtests überein – zu meiner Erleichterung, denn wenn es daneben gegangen wäre, wäre ich als kolossaler Narr dagestanden. Jedermann war entzückt. Am nächsten Tag ließen wir *Joanna* nach Hause gehen, ohne irgendein Medikament und mit einem Speisezettel aus unschädlichen Nahrungsmitteln für die nächste Woche.

96 5. Kapitel

Testformular für *Joannas* Krankenschwestern beim Magenschlauch-Test:

Psychiatrische Intensivstation
Objektive Beurteilung der Reaktionen auf Testmahlzeiten

Datum _____ Test-Code _____ 0 = keine Reaktion
1 = leicht
Beobachter _____ 2 = mäßig
3 = schwer

	10 min vorher	Probe geg.	nach der Probe 10 min	20 min	1 h	2 h	3 h	4 h
ängstlich								
schwitzt								
Wallungen (heiß und kalt)								
Zittern								
deprimiert								
zeigt Schuldgefühle								
ruhelos								
versucht wegzulaufen								
mangelnde Konzentration								
zeigt Drang zur Selbstverletzung								
fröhlich								
Atemnot								
Puls								
weitere Symptome								

Testformular für *Joanna* (man beachte, daß sie nicht immer imstande war, es auszufüllen):

Psychiatrische Intensivstation
Subjektive Beurteilung der Reaktionen auf Testmahlzeiten

Datum _____ Test-Code _____

Beobachter _____

0 = keine Reaktion
1 = leicht
2 = mäßig
3 = schwer

	10 min vorher	Probe geg.	nach der Probe 10 min	20 min	1 h	2 h	3 h	4 h
Furchtgefühle								
Panik								
Schwitzen								
sich heiß oder kalt fühlen								
schaudern								
Traurigkeit								
Schuldgefühle								
sich ruhelos fühlen								
weglaufen wollen								
sich selbst verletzen wollen								
Kopfweh								
Völlegefühl								
Beklemmung auf der Brust								
sich nicht konzentrieren können								
sich wohlfühlen								
weitere Symptome								

Hier sind die Endergebnisse der Magenschlauchtests:

Datum	Code-Buchstabe	Nahrungsmittel	Reaktionen (in Graden von 0 bis 3)
25.3.73	A	Milch	0
26.6.73		stibitzte Schokolade	1 bis 3
27.6.73	B	Orangen	0
28.6.73	C	Speck	1 bis 3 (besonders schlimm)
29.6.73	D	Kabeljau	0
30.6.73	E	Kaffee	1 bis 3 (schwer)
1.7.73	F	Ei	1 bis 3
2.7.73	G	Porridge	1 bis 2
3.7.73	H	Kalbfleisch	1 bis 3
4.7.73	I	Käse	0 bis 2 (vielleicht wegen der gehäuften Wirkung der vorangehenden 4 schädlichen Stoffe, die zufällig alle nacheinander kamen)

    Schließlich am 5. Juli, als sie sich ganz wohl fühlte, machten wir noch einen Magenschlauchtest mit reinem destilliertem Wasser, weil wir wissen wollten, ob ein »psychologischer« oder suggestiver Effekt im Spiele sei. Die Reaktion war vollkommen negativ.

    Der Speisenplan, den ich *Joanna* mit nach Hause gab, war abwechslungsreich und einigermaßen flexibel, indem ich ihr kleine Zwischenmahlzeiten aus bestimmten Speisen erlaubte und ihr Ersatz zur Auswahl gab, wenn ein Bestandteil nicht zu bekommen oder zu teuer war. Sie sollte eine Woche lang den Plan von Anfang bis Schluß befolgen und dann wieder von vorne anfangen. Wenn sie die Diät übertreten und etwas Verbotenes essen sollte (wir gaben je eine Liste der verbotenen Speisen ihr selbst, ihrem Ehemann und ihrem Hausarzt, der inzwischen ganz im Bilde war), dann sollte sie nichts als reines Wasser trinken, bis sie sich wieder normal fühlte.

5. Kapitel

Wöchentlicher Speiseplan für Joanna:

	Frühstück	Mittagessen	Tee	Abendessen	Zwischenmahlzeiten
Mo	Orangensaft (frisch)	Lammkotelett und Erbsen	Schwarzer Tee	Hackfleisch, Hamburger u. Tomaten	Bananen
Di	Toast u. Butter	Hühnchen, grüne Bohnen	1 Glas Milch	Maiskolben	Sardinen
Mi	Ananassaft	Rindfleischwürstchen, Butterbohn.	1 Glas Guiness	Avocado m. Öl u. Essig	Cheddarkäse
Do	1/2 Grapefruit	Lamm, franz. Bohnen	1 Glas Apfelwein	Pilchardsardinen	Birnen
Fr	Zitronensaft m. Wasser	Kalt. Lammfleisch, gr. Paprika	Fleischbrühe	Welsh rarebit	Pfirsiche
Sa	Toast u. Butter	Truthahnbraten, Kartoffeln	Milch	Kaninchen Erbsen	Äpfel
So	Cornflakes Milch	kalter Truthahn, gr. Salat	helles Bier	gesottener Fisch	Cheshirekäse

Als Ersatz: Sellerie, Broccoli, Pastinaken, Chicorée, Kirschen, Erdbeeren, Himbeeren, Spinat, Hase, Wildbret, Kutteln, Krabben, Dorschrogen, Reis

Verbotene Nahrungsmittel, unter keinen Umständen zu essen: Schweinefleisch in irgendeiner Form (Speck, Schinken, Würste usw.), Eier, Porridge (oder andere Haferprodukte), Kalbfleisch, Zunge, Kaffee, Schokolade. (Später wurde auch der schwarze Tee in diese Liste aufgenommen, weil er sie aufzuregen begann)

5. Kapitel

Ein Mensch mit allergischer Konstitution oder erblicher Anlage dazu kann neue Allergien entwickeln, wenn er dasselbe »unschädliche« Nahrungsmittel zu oft ißt. So versuchte ich, in der rotierenden kompatiblen Diät für *Joanna* die Speisen von einem Tag zum andern zu wechseln, so daß sie das gleiche nicht zu oft essen mußte. Viele Leute haben aus Gewohnheit einen sehr monotonen Speisezettel aus immer den gleichen Dingen. Sie riskieren damit, bei sich selbst Nahrungsmittelallergien zu erzeugen. Man sieht, daß *Joannas* Diät nicht über Gebühr langweilig oder beschränkt war.

Die Kosten einiger Punkte des Speiseplans erwiesen sich als Problem, aber *Joanna* und ihr Mann zeigten bemerkenswerte Erfindungsgabe, indem sie billigeren Ersatz ausknobelten und auf Verträglichkeit testeten. In der ersten Zeit machte ich regelmäßige Hausbesuche, um mit ihnen den Speiseplan durchzugehen und sie bei schwierigen Punkten zu beraten.

Joanna fand fast sofort Arbeit und hat sie bis heute behalten, mit Ausnahme von zwei kurzen Unterbrechungen, als sie wieder ins Krankenhaus eingeliefert werden mußte, nachdem sie ihre Diät gebrochen hatte. Ihr Hausarzt hat allmählich ihre Überwachung ganz übernommen. Er sandte mir drei Monate nach ihrer Entlassung den Bericht, der auf S. 24 abgedruckt ist.

Die Tatsache, daß Allergie gegen bestimmte Nahrungsmittel bei einer Patientin wie *Joanna* offensichtlich bestimmte Verhaltensmuster hervorrufen kann, schließt nicht aus, daß sie auch eine Seite in ihrer Persönlichkeit hat, die Aufmerksamkeit erregen will. Solch eine Persönlichkeit wird wahrscheinlich ihr Wissen um die krankmachende Wirkung bestimmter Speisen benützen, um unbewußte Wunschziele zu erreichen, besonders, wenn sie im normalen Alltag frustriert oder ärgerlich gegen andere ist. Die Psychotherapie kann dies überwinden helfen.

6. Kapitel

Die häufigste Frage, die einem die Leute über Nahrungsmittelallergie und spezifische Anpassung stellen, lautet: »Wie kann man allergisch sein gegen normale Nahrungsmittel wie Brot und Kartoffeln, wenn man sie gerne und jeden Tag ohne Beschwerden ißt?«

Bei der gewöhnlichen Nahrungsmittelallergie weiß der Allergiker genau, was ihm Beschwerden macht, und vermeidet es nach Möglichkeit. Er leidet sofort unter schweren Störungen, wenn er es zufällig ißt. Bei der maskierten Nahrungsmittelallergie jedoch fühlt sich das Opfer *wohler* nach einer Mahlzeit, die sein Allergen enthält, vorausgesetzt, daß es dieses Nahrungsmittel oft ißt – mindestens einmal am Tag, besser noch zu jeder Mahlzeit. Der »Kater«, der sich entwickelt, wenn die regelmäßige Dosis des spezifisch allergieauslösenden Nahrungsmittels oder chemischen Stoffes ausbleibt, dauert zwischen einem und drei Tagen. Er schwächt sich in dieser Zeit langsam ab, bis sich das Opfer wieder ganz wohlfühlt. Jederzeit während dieser Periode kann das Allergieopfer seinen Kater dadurch beenden, daß es eine neue Dosis des Allergens zu sich nimmt. Die meisten Leute, die daran leiden, lernen sehr bald, sich mit Vorräten einzudecken – mit Schokolade auf dem Nachtkästchen zum Beispiel, oder einem »Notvorrat« von Zigaretten. Wir alle kennen sicher Raucher, die das Rauchen für einen oder zwei Tage aufgeben und sich dann so scheußlich fühlen, daß sie wieder anfangen müssen. Wie köstlich ist es, mitanzusehen, wie sich nach dem ersten Zug der Ausdruck der Spannung und des Unbehagens in glückselige Erleichterung verwandelt! Das hat sicher mehr mit Allergie als mit Alkali im Rauch zu tun.

Maskierung bei der Nahrungsmittelallergie bedeutet, daß die Symptome sich abschwächen oder verschwinden, wenn der Patient innerhalb der bis zu dreitägigen Reaktionsperiode nach der Aufnahme eines allergenen Nahrungsmittels, gegen das er eine maskierte Allergie hat, dieses wieder zu sich nimmt. Reaktion bedeutet in diesem Falle eine veränderte Reizantwort. Nichtallergiker pflegen eine solche Erfahrung nicht zu machen. Die Reaktion hat zwei Phasen: Anregung oder Auftrieb, gefolgt vom Kater; das Ganze dauert bis zu drei Tagen. Wenn der Patient sich im Anpassungsstadium 2 (im Resistenzstadium) befindet, dann sind die Katersymptome die gleichen, wie sie im Stadium 1 (Alarmstadium) und im Stadium 3 (Erschöpfungsstadium) sofort nach Kontakt mit dem Allergen auftreten. Im Stadium 2 jedoch maskieren wiederholte Gaben die Katersymptome, indem sie den Patienten im angeregten Zustand erhalten.

Vor vielen Jahren, bevor ich Eier aus meinem Speisezettel verbannte, hatte ich gegen sie eine maskierte Allergie, genau wie Dr. *Rinkel*. Als ich Student war und selbst kochte, aß ich sie oft und bemerkte dabei, daß ich besonders gut arbeiten konnte, wenn ich ein Omelett gegessen hatte. Am nächsten Morgen, nachdem ich den Abend über meinen Lehrbüchern zugebracht hatte, erwachte ich meist deprimiert und mit einem Kopfweh, das erst wich, wenn ich zwei gekochte Eier zum Frühstück verzehrt hatte. Dann fühlte ich mich wohl bis zum Nachmittag. In der Nachmittagsvorlesung schlief ich aber gewöhnlich ein, wenn ich zu Mittag keine Eier gegessen hatte. Zu jener Zeit bedeutete das alles nichts Besonderes für mich. Eine Allergie gegen Eier wäre das letzte gewesen, was ich vermutet hätte. Um während der Vorlesung nicht einzuschlafen, versuchte ich es mit starkem Kaffee nach dem Mittagessen, hatte damit aber nur teilweisen Erfolg. Jetzt bin ich auch gegen Kaffee allergisch, also meide ich ihn ebenfalls. So sehen die Wirkungen der häufigsten Form der Nahrungsmittelallergie aus. Sie sind genau das Gegenteil von dem, was man sich gemeinhin unter allergischen Reaktionen vorstellt. Anstatt daß es dem Patienten sofort schlecht geht, fühlt er sich wohl und denkt natürlich, daß ihm das Essen gut bekommt. Unangenehme Symptome in Verbindung mit der maskierten Allergie treten erst später auf, wenn der Patient nicht wieder das gleiche ißt und sich darauf der Kater entwickeln kann.

Vor ein paar Jahren hörte ein mit mir befreundeter Psychiater meine Vorlesung zu diesem Thema und kam dabei auf die Idee, daß er eine maskierte Allergie gegen Schinkenspeck haben müsse, den er sehr gern mochte und immer zum Frühstück aß. Eine ganze Weile schon hatte mein Freund bemerkt, daß er während seines Nachmittagsdienstes immer müder wurde. Diese Müdigkeit machte ihm so zu schaffen, daß er einige Sprechstunden absagen und sich zum Schlafen auf seine eigene Behandlungscouch legen mußte. Als er mich über maskierte Allergie hatte sprechen hören, erzählte er mir von seiner Schläfrigkeit. Ich schlug ihm vor, Schinkenspeck und alle Schweinefleischprodukte wegzulassen. Die Fortsetzung der Geschichte war einigermaßen komisch.

Nachdem er Schinken und Schweinefleisch mied, kehrte seine frühere Energie und sein Arbeitseifer sehr bald zurück. Er war so erfreut, daß er seinen Kollegen alles erzählte. Sie lachten und meinten, daß er fabuliere. Um sicherzugehen, beschlossen sie, die Probe aufs Exempel zu machen. Einer der Ärzte überredete den Krankenhauskoch, etwas kleingeschnittenen Schinkenspeck in eine Fleischpastete zu schmuggeln, die meinem Freund zum Mittagessen serviert werden sollte. Bereits nach wenigen Bissen fiel er am Tisch in tiefen Schlaf, genau wie die Haselmaus bei der Teeparty des verrückten Hutmachers.[21]) Die Ärzte, die über das Experiment Bescheid wußten, waren beeindruckt, und einige von ihnen gaben sogar zu, daß an der maskierten Nahrungsmittelallergie immerhin etwas dran sein könne.

Die Maskierung ist charakteristisch für das Stadium 2 des spezifischen Anpassungs-Syndroms, wenn der Betroffene sich gut adaptieren kann und seine schützenden Hormondrüsen arbeitsbereit sind. Aber wie bei *Selyes* allgemeinem Anpassungssyndrom bilden die Stadien der spezifischen Anpassung ein Kontinuum und enden im Stadium 3, dem sich das Opfer unaufhaltsam nähert. Wenn es in das Stadium 3 eintritt, dann sind die Quellen für die Hormone und Enzyme erschöpft, die der Körper braucht, um den Normalzustand angesichts eines Streß durch ein allergenes Nahrungsmittel aufrechtzuerhalten. Nun bringt jede Mahlzeit nicht mehr ein vorübergehendes Wohlgefühl, sondern einen verheerenden Anfall von Krankheitserscheinungen. Ein Diagramm wird dies deutlich machen. Es zeigt

---

[21]) eine Episode aus *Alice in Wonderland* (Alice im Wunderland) von *Lewis Carroll*

6. Kapitel

Selyes 3 Stadien der Anpassung an einen Stressor (in unserem Fall ein allergenes Nahrungsmittel):

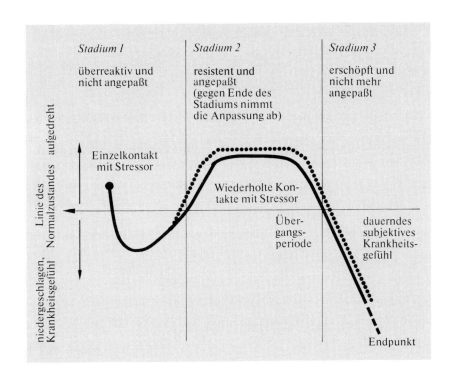

6. Kapitel **105**

In der Übergangsperiode zwischen Stadium 2 und 3 sind immer häufigere und höhere Dosen nötig, um den gleichen Zustand von Munterkeit zu produzieren. Dieser geht immer schneller in immer schwerere und länger anhaltende Katersymptome über, so daß sich das Opfer schließlich den größten Teil des Tages wie zerschlagen fühlt. Dies kann man im folgenden Diagramm zeigen, das ich Dr. *Randolph* verdanke:

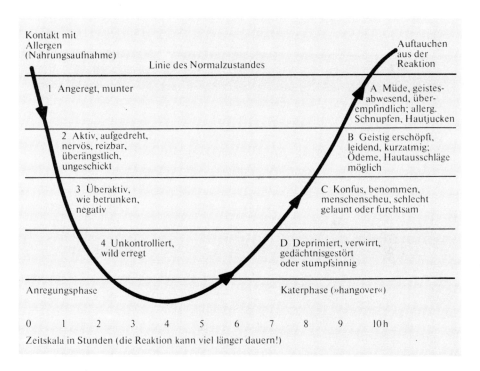

Die Zeitskala ist mit 10 Stunden willkürlich gewählt, da die Reaktionsdauer von Patient zu Patient und von Allergen zu Allergen verschieden ist. Man kann die allgemeine Regel aufstellen, daß die längste Reaktion 3 Tage dauert, und daß in dem Maße, wie die Anpassung nachläßt, die Anregungsphase kürzer und die Katerphase länger wird. Das ist zu erwarten, wenn *Selye* und *Randolph* recht haben mit der Annahme, daß der Anregungszustand durch die Ausschüttung stimulierender Nebennierenrindenhormone hervorgerufen wird. Da bei Ermüdung oder Erschöpfung der Nebennieren diese Hormone immer weniger ausgeschüttet werden, beginnen die Katerzustände vorzuherrschen. Es ist in diesem Zusammenhang bedeutsam, daß sich bei Kindern und Heranwachsenden mit der spezifischen Anpassungs-Krankheit hauptsächlich die überaktive, angeregte Seite der Reaktion zeigt – wahrscheinlich weil ihre Hormonreserven größer sind als die älterer Menschen, bei denen die mangelnde Adaptation eher das Bild der Depression, Benommenheit und Menschenscheu bietet. Im frühen Stadium der Krankheit gehen die Anregungszustände meist nur bis zur Stufe 2, bevor sie in Stufe B der Hangover-Seite (Katerzustand) übergehen. Später, wenn die Kraft der Anpassung nachläßt, kann die Anregung bis zu Stufe 3 oder 4 gehen, und das Opfer erlebt wirklich schwere Katersymptome auf den entsprechenden Stufen C und D.

Bevor *Joanna* mit der Eliminierungsdiät behandelt wurde, bewegte sie sich meist auf der Stufe 2 B (s. Diagramm); gelegentlich tauchte sie tiefer in 3 C und 4 D; zu diesem Zeitpunkt mußte sie ins Krankenhaus eingeliefert und mit allen Mitteln beruhigt werden. Da sie sehr allergisch gegen Kaffee war und ihn so oft und in so großen Mengen trank, wurden ihre Anpassungskräfte immer voll in Anspruch genommen. Sie bewegte sich dauernd von aufgedrehter Nervosität, Reizbarkeit und Panik (die durch Selbstverletzung gelindert wurden) durch Depression und Selbstmordstimmung, Benommenheit und Konfusion, Atemnot und geistige Erschöpfung wieder zurück zu Panik und Nervosität. Selbst in den ersten Jahren ihrer Erkrankung fühlte sie sich kaum je normal, da sie fast immer Reaktionen auf ihre Allergene hatte.

6. Kapitel

Wenn ein Opfer der Allergie jung ist und im Frühstadium der Krankheit sich noch gut adaptieren kann, kann es das Stadium der Anregung während des Tages aufrechterhalten, vorausgesetzt, daß es das Allergen zu jeder Mahlzeit, also alle vier Stunden, zu sich nimmt. Katersymptome entwickeln sich erst in den frühen Morgenstunden, wenn der Maskierungseffekt nach einer bestimmten Zeit nachläßt. Das Opfer wird etwa um 5 Uhr früh mit Depression und Kopfweh aufwachen. Gegen diesen Typ von Schlaflosigkeit hilft ein kleiner Imbiß im Bett (aus dem allergenen Nahrungsmittel) besser als eine Schlaftablette.

Der folgende Fall ist ein anschauliches Beispiel für das Abdriften in die Hangover-Zone und die Verschlimmerung der Reaktionen bei einer Person, die intensiv und regelmäßig Allergenen ausgesetzt war.

Die Patientin, eine freundliche unverheiratete Dame von 36, kam zum ersten Mal in meine Praxis und bat um ein Rezept für 8 Flaschen eines die Nasenschleimhaut abschwellenden Mittels. Sie sagte, daß sie seit fünf Jahren an verstopfter Nase leide und jetzt alle zwei Wochen wieder 8 Flaschen brauche, um ihre Nase frei zu halten.

Ich versorgte sie für einige Zeit mit dem Medikament und schlug ihr vor, einen Hauttest auf Allergene machen zu lassen, um herauszubekommen, ob man sie nicht desensibilisieren könne.

Die Hauttests zeigten, daß sie stark allergisch gegen Staub und Schimmelpilze war, aber nachdem ich ihr die ersten desensibilisierenden Spritzen gegeben hatte, zog sie in ihre Heimatstadt im Norden Englands, wo sie sich aus irgendeinem Grund nicht mehr weiterbehandeln ließ.

Als sie zwei Jahre später in meine Nachbarschaft zurückkehrte, kam sie wieder zu mir und erzählte, daß ihre Nasenbeschwerden in der Zwischenzeit nachgelassen hätten, aber sie leide nun unter Mangel an Selbstvertrauen, Konzentrationsunfähigkeit und plötzlichen Anfällen von unbegründeter Angst.

Sie ließ mich oder meinen Assistenten mehrmals dringend rufen wegen akuter Panik und Unfähigkeit, das Haus zu verlassen. Mein Kollege war überzeugt, daß sie eine Hysterikerin sei.

Meiner Meinung nach war sie nicht hysterisch, sondern eine intelligente und zur Zusammenarbeit mit dem Arzt bereite Patientin mit einer maskierten Allergie. Mit ihrer Zustimmung untersuchte ich – mit den modifizierten Methoden von *Rinkel* und *Randolph* – die Ursache ihrer Allergien. Rufen wir uns ins Gedächtnis zurück, wie die Stufen der spezifischen allergischen Reaktion bei Versagen der Anpassung aussahen:

Linie der Normalität

Tiefstand der Katersymptome

A) Geistesabwesend, müde, überempfindlich; allergischer Schnupfen, Hautjucken,
B) geistig erschöpft, leidend; Ödeme, Atemnot, mögliche Hautausschläge,
C) konfus, benommen, schlecht gelaunt, menschenscheu oder furchtsam,
D) deprimiert, verwirrt, gedächtnisgestört oder stumpfsinnig.

Mein Urteil war, daß meine Patientin die meiste Zeit, als ich sie zuerst behandelt hatte, auf Stufe A gelebt hatte, nun aber auf Stufe C. Sie näherte sich dem Stadium 3, da ihre spezifische Anpassungskraft fast erschöpft war.

Als Hauptübeltäter erwiesen sich Weizen, schwarzer Tee, Hausstaub und Schimmelpilze. Als sie Tee und alle Getreideprodukte mied, kehrte sie schnell auf Stufe A zurück. Konfusion und Panik verschwanden; sie konnte wieder zur Arbeit gehen, obwohl behindert durch die nun zurückkehrenden Nasenbeschwerden.

Eine volle Desensibilisierungs-Kur mit Schimmelpilz- und Staubextrakten machte ihre Nase frei. Nunmehr geht es ihr gut.

Nachdem sie durch fünftägiges Fasten in den überreaktiven, nicht angepaßten Zustand des Stadiums 1 zurückgekehrt war, riefen die einzelnen Eßtests mit Weißbrot und schwarzem Tee ihre alten Symptome in akuter, leicht erkennbarer Form wieder hervor.

6. Kapitel

Sie konnte selbst beobachten, wie sie die Phasen ihrer Krankheit in kurzer Zeit durchlief: von Anregung, Angstgefühlen, Erregung und Panik bis zu Depression und Benommenheit, aus denen sie über Zwischenstufen von geistiger Erschöpfung und Mangel an Selbstvertrauen auftauchte, bis sie schließlich wieder ihre verstopfte Nase hatte, derentwegen sie zuerst zu mir gekommen war. Diese Beschwerden hatte sie nie ganz verloren, denn sie kamen von Staub und Schimmelpilzen, nicht von der Nahrungsmittelallergie.

Empfindlichkeit gegen Nahrungsmittel geht meist Hand in Hand mit spezifischer Empfindlichkeit gegen andere Allergene wie Hausstaub, Schimmelpilze, Pollen, Tabak, Farbdämpfe und Abgase von Treibstoffen (Benzin, Dieselöl). Die klinischen Wirkungen dieser Überempfindlichkeit überlappen und verstärken sich gegenseitig. Eine meiner Patientinnen, die sehr empfindlich gegen die Abgase von Gasöfen und zugleich starke Raucherin ist, hat herausgefunden, daß ihr Drang zu rauchen besonders groß ist, wenn sie einige Zeit in einem Raum mit abzugloser Gasheizung (z.B. einem Laden) zubringen muß. Zugleich hat sie starkes Verlangen nach Alkohol.

Immer wieder wird die Frage gestellt: Was treibt den Allergiker dazu, seinen Allergenen wie unter einem Zwang nachzulaufen? Ist er nicht ganz einfach willensschwach? Nachdem ich mit vielen solcher Patienten gesprochen und selbst unter der spezifischen Anpassungskrankheit gelitten habe, weiß ich, daß dem nicht so ist. Die spezifische allergische Anpassung an Nahrungsmittel und Chemikalien ist eine Sucht, die ebenso verheerend wirkt wie Nikotin- oder Drogensucht. Meiner Erfahrung nach können nur Heroin- oder Morphiumsucht noch mächtiger und zerstörerischer wirken als eine schwere Nahrungsmittelsucht. Ihre Wirkung kann man mit der des Alkoholismus vergleichen.

Während einer Reaktion fühlt sich ein allergischer Patient sehr elend; er kann Symptome wie geistige Erschöpfung und Unfähigkeit zu klarem Denken haben, die sein Auftreten und seine Urteilskraft schwer beeinträchtigen. Häufig ist der Patient auch müde bis in die Knochen und damit arbeitsunfähig. Das Opfer kann auch unter verschiedenen lokalen Allergiesymptomen leiden, wie Hautreizung,

Unterleibsschmerzen und Kopfweh. Die Beschwerden sind gewöhnlich verbunden mit einem starken Verlangen nach irgendetwas zum Essen, Trinken oder Rauchen, das dem unangenehmen Gefühl der inneren Spannung und des Unbehagens ein Ende machen kann.

All dies erscheint dem Nichtallergiker wie ein Hirngespinst und klingt für ihn ganz unwahrscheinlich. Wer diese Krankheit jedoch selbst erlebt hat, dem ist es nur allzu vertraut.

Teil III

7. Kapitel

In den letzten siebzehn Jahren, seit ich mich für das Gebiet der klinischen Ökologie [22]) interessiere, habe ich viele Ärzte getroffen, deren Arbeit eine Bestätigung dessen ist, was ich in diesem Buch geschrieben habe.

Ich kam mit der klinischen Ökologie in Berührung, als ich mich mit der Fettleibigkeit zu befassen begann. Deshalb will ich zuerst über jene Ärzte sprechen, die dicke Patienten mit einer Art »Steinzeit-Diät«, frei von Getreideprodukten, behandelten (ähnlich der, für die ich in meinem Buch *Eat Fat and Grow Slim – Fett essen und schlank werden* – eingetreten bin). Sie alle, wie ich auch, fanden heraus, daß Weglassen von Zucker und Stärke nicht nur Fettleibigkeit heilt, sondern auch eine große Zahl chronischer Leiden ohne offensichtliche Verbindung mit Fettleibigkeit. Ich möchte diese vier Ärzte, die ich 1958 in USA und Kanada traf, als »Anticerealien-Ärzte« bezeichnen. Sie benutzen eine einfache Form der Eliminierungs-Diät.

Dr. *Ray Lawson* war Chirurg in einem der größten Krankenhäuser in Montreal und chirurgischer Berater des Canadian Arctic Medical Service. Einige seiner Eskimo-Patienten im hohen Norden lebten immer noch von ihrer alten fett- und proteinreichen, getreidelosen Nahrung. Das hielt sie, wie es ihm schien, bemerkenswert in Form und gab ihnen großes Durchhaltevermögen. Er beschloß den Versuch

---

[22]) Klinische Ökologie = Umweltforschung unter Krankenhausbedingungen. Dazu gehört auch die Erforschung der Allergieauslösung durch Umweltfaktoren.

zu machen, ob er nicht durch eine Eskimo-Diät etwas Übergewicht verlieren könne. Das Unternehmen war in allen Punkten erfolgreich.

Gerade bevor ich ihn besuchte, hatte er seinen Hausarzt verblüfft, indem er sich selbst von einer Gelbsucht kurierte. Sein Arzt hatte ihn mit orthodoxen Methoden behandelt, inklusive einer fettarmen Diät, ohne viel Erfolg. Dr. *Lawson* schaltete seine Ernährung um auf große Mengen Schlagsahne und wurde prompt gesund. Ein Artikel über ihn und seine Fett-Diät wurde im bekannten kanadischen Magazin *Maclean's* veröffentlicht und verursachte einigen Aufruhr.

Nach Dr. *Lawson* besuchte ich (den inzwischen verstorbenen) Dr. *Alfred Pennington* in New Jersey, der bei dem großen Chemiekonzern Du Pont Werksarzt war. Schon bald nach seiner Anstellung dort hatte man ihn gebeten, einen Plan zur Gewichtsreduzierung für die übergewichtigen leitenden Angestellten der Firma zu entwickeln. Er sagte mir, die meisten hätten zu hohen Blutdruck und seien Anwärter auf Schlaganfall und Herzinfarkt.

Nach dem Studium der Literatur über Fettleibigkeit und in Zusammenarbeit mit Dr. *Blake Donaldson* kam *Pennington* zu dem Schluß, daß viele Leute zu dick werden, weil ihr Körper die Kohlenhydrate der Nahrung nur dazu benutzen kann, überflüssige Fettpolster aufzubauen. Er vermutete, daß es im Stoffwechsel einen Hemmfaktor gebe, der die Energiegewinnung aus den aufgenommenen Kohlenhydraten (Zucker und Stärke) verhindere. Er postulierte einen abgekürzten Weg des Zuckers in die Fettdepots mit anschließenden Schwierigkeiten, das Fett zur Energiegewinnung wieder herauszubekommen.

Diese Theorie zog viel Kritik von Physiologen und anderen Experten auf sich, aber niemand konnte den Erfolg von *Penningtons* Abmagerungsprogramm für seine übergewichtigen Angestellten abstreiten. Tatsächlich brachten die Frauenmagazine seine Diät in ganz großem Stil heraus – zu seinem großen Ärger, denn er war ein stiller Wissenschaftler, der auf eine ruhige Arbeitsatmosphäre und nicht auf Sensationen Wert legte.

Die Diät, die er verschrieb, schloß alle Getreideerzeugnisse aus, d.h. alles, was Zucker oder Stärke enthält; es war im wesentlichen

7. Kapitel

eine reine Fleischdiät mit dem dazugehörigen Fett. Als ich bei ihm zuhause zu Mittag aß, sah ich, daß er selbst praktizierte, was er predigte: Wir aßen eine reine Fleischmahlzeit. Er erzählte mir, daß er den Angestellten von Du Pont etwa 3000 Kalorien pro Tag in Form von fettem Fleisch gab und daß sie bei dieser Diät zwei bis drei Pfund pro Woche verloren. Sie aßen diese Diät gern. Als ihr Gewicht normal geworden war, war auch ihr Blutdruck auf den Normalwert gesunken.

Die enge Beziehung zwischen Fettleibigkeit und hohem Blutdruck kennen die Ärzte in der ganzen Welt. Der als »idiopathisch« (mit unbekannter Ursache) bezeichnete Typ von Bluthochdruck ist eine der verbreitetsten streßbedingten Störungen in den zivilisierten Ländern des 20. Jahrhunderts. Er macht alljährlich Millionen Menschen arbeitsunfähig. Schlaganfälle und Koronarthrombosen (Herzinfarkte) sind seine Folgen. Meiner Meinung nach sind dieser Typ von Bluthochdruck und die mit ihm verbundene Fettsucht Erkrankungen durch Fehlanpassung an bestimmte Nahrungsmittel und Chemikalien, die wir in den letzten 60 oder 70 Jahren in immer größeren Mengen aufgenommen haben.

Von *Pennington* weg ging ich nach Minneapolis, um Dr. *George L. Thorpe* zu sprechen, einen praktischen Arzt aus Wichita, Kansas. 1958 nahm er am alljährlichen Treffen der American Medical Association teil. Beim vorjährigen Treffen in New York war *Thorpe* Vorsitzender der Abteilung für Allgemeinpraxis gewesen und hatte die Methode der Getreide-Eliminierung gegen Übergewicht zum Thema seiner Rede gemacht.

Thorpe sagte zu mir, daß er es ablehne, seine Methode eine Diät zu nennen. »Richtige Ernährung ist die einzige normale und wirksame Gegenmaßnahme bei Übergewicht«, sagte er. »Das Wort Diät sollte man vermeiden.«

»Vor einigen Jahren« fuhr *Thorpe* fort, »als ich mir über mein eigenes Übergewicht Gedanken machte, stellte sich heraus, daß die enorme Kalorienmenge in meiner täglichen Gesamtbilanz sich zusammensetzte aus drei bis vier großen Gläsern Milch, zwei bis drei Flaschen Limonade, zahlreichen Scheiben Brot, und meiner Vorliebe für Plätzchen, Bonbons und andere Süßigkeiten; alles dies sind konzentrierte Kohlenhydrate. Geschichtlich gesehen, wurden Getreide gezüchtet und angebaut, um auf begrenzten Feldflächen Nahrung für eine ansonsten nicht mögliche Bevölkerungsdichte zu produzieren. Getreide sind konzentrierte Nahrungsmittel, die schnell vom Körper abgebaut werden und nur wenig Ballaststoffe enthalten. Man kann sie deshalb in Mengen essen, die weit über den Kalorienbedarf hinausgehen, ohne sich »voll« zu fühlen. Alle kohlenhydrathaltigen Nahrungsmittel und die meisten Getränke fallen in diese Kategorie, entweder wegen ihrer Herkunft oder wegen ihrer Verwertbarkeit im Stoffwechsel. Milch ist eigentlich eine flüssige Kindernahrung. Die Menschen haben sie jedoch bis ins Erwachsenenalter beibehalten. Man kann sie als konzentriertes Kohlenhydrat bezeichnen.

Die protein- und fettreiche, kohlenhydratarme Diät, die am leichtesten zu beschaffen und am einfachsten zuzubereiten ist, besteht aus Fleisch, Fett und Wasser. Sie verhilft am schnellsten zu Gewichtsverlust ohne Hunger, Schwächegefühl, Müdigkeit oder Verstopfung. Die Gesamtmenge ist nicht von Wichtigkeit, aber das Verhältnis von drei Teilen magerem Fleisch zu einem Teil Fett muß eingehalten werden, da jede Verringerung des Fettanteils den Gewichtsverlust verlangsamt.

Schwarzer Kaffee, Tee oder Milch, und Wasser können ohne Einschränkung getrunken werden. Kochsalzarme Zubereitung führt noch schneller zu Gewichtsverlust, obwohl sie nicht unbedingt notwendig ist.«

Der letzte Arzt, den ich besuchte, war (der 1963 verstorbene) *Blake Donaldson*. Als ich ihn in seiner Klinik in New York traf, sah ich, daß er mit getreideloser Diät nicht nur Schlankheitskuren bei dicken Patienten durchführte, sondern diese Diät und ein System einfacher abgestufter Gymnastik benutzte, um eine ganze Reihe chronischer Störungen mit bemerkenswertem Erfolg zu behandeln. Ich sah ältere Rheumatiker wieder geschmeidig und schmerzfrei sich bewegen, sah vom Kopfweh befreite Migräneopfer und Asthmatiker, die wieder frei atmen konnten. Als *Donaldson* 1962 nach London kam, um einen Patienten zu besuchen, erzählte er mir in einem Interview, wie er vorging.

Mackarness: Wann und wie sind Sie zuerst auf die Ideen gekommen, die Sie veranlaßten, Ihr Buch »Strong Medicine« zu schreiben?

Donaldson: Etwa 1919. Ich hatte in meiner Praxis viele Herzkranke und Übergewichtige, die Atemnot und geschwollene Füße (Ödeme) hatten und ihr Übergewicht nicht loswerden konnten. Ich behandelte sie ein Jahr mit kalorienarmer Diät, mit sehr schlechtem Ergebnis. Am Ende des Jahres hatte praktisch keiner Gewicht verloren; sie waren noch immer kurzatmig und hatten auch noch ihre Ödeme.

Da beschloß ich, etwas Neues auszuprobieren. Ich ging ins Amerikanische Museum für Naturgeschichte und besprach mich mit dem Museumsdirektor. Ich fragte ihn, wie die Zähne der Menschen in früheren Zeiten beschaffen waren. Alle Zellen des Körpers, wie Sie ja wissen, haben gemeinsame Eigenschaften, sie spezialisieren sich erst später. Wenn man die Nahrung findet, die für die Zähne am besten ist und Karies verhindert, dann hat man vielleicht auch die beste Nahrung für den Magen, das Herz und alles übrige gefunden. Deshalb wollte ich sehen, wie die Zähne in der Vorzeit ausgesehen haben. Man zeigte mir Schädel aus alten Eskimogräbern, also von Menschen, die nur von Karibu (wildem Rentier) und Walroß – mit besonders fettem Fleisch – gelebt hatten. Sie hatten erstaunlich gute Zähne gehabt.

Mir kam der Gedanke, daß es wohl die primitive Natur der Nahrung war, die Karies verhinderte. Ich verließ das Museum mit dem Entschluß, primitive Nahrungsmittel als Basis einer vernünftigen Abmagerungsdiät für herzkranke Fettsüchtige auszuprobieren.

M.: Wie lange dauerte es nach diesem Entschluß, bis Sie eine routinemäßige Methode entwickelt hatten?

D.: Nun, zu jener Zeit befürchtete man besonders, daß sich bei reiner Fleischernährung eine Azidose (heute: Ketosis) entwickeln werde, daß also das Fleisch zu viele Säuren enthält, und Stärke benötigt werde, um die Säuren zu neutralisieren.

Mit allerhand Furcht und Zittern gab ich diesen fettsüchtigen Herzkranken nichts außer frischem Fleisch, ohne Salz, und Kartoffeln mit Rücksicht auf die Theorie, daß man Azidose bekomme, wenn man nicht etwas Stärke dazu ißt, außerdem schwarzen Kaffee.

Ich sah, daß viele von ihnen schön an Gewicht verloren, sieben Pfund pro Monat. Aber da gab es andere, die einfach nicht schlanker wurden. So also machten wir den Versuch – mit noch mehr Furcht und Zittern – die Kartoffeln wegzulassen, und gaben ihnen nur Fleisch und Kaffee. Und offensichtlich waren wir auf etwas gekommen, das großen praktischen Wert hatte. Wir fanden heraus, daß die Patienten einfach von frischem Fleisch und einer Tasse Kaffee, dreimal täglich, leben konnten und drei Pfund Gewicht pro Woche verloren. (Viel schneller sollte man nicht abnehmen, sonst wird die Haut faltig.)

Nunmehr sind wir ziemlich überzeugt, daß das Mehl die Wurzel allen Übels ist. Es ist ein zu konzentriertes Nahrungsmittel.

Wohlgemerkt, wenn man einen solch apodiktischen Ausspruch tut, sollte man sich vor Augen halten, daß 20% aller Menschen alles essen und trinken können und dabei ihr Normalgewicht behalten, sich wohlfühlen, sich fortpflanzen und eine normale Lebensdauer haben. Wir aber interessieren uns für die übrigen 80%. Viele von uns werden zu dick oder entwickeln unangenehme allergische Symptome, wenn wir Mehl essen.

M.: Haben Sie versucht, nachdem es diesen Patienten bessser ging und sie ihr Übergewicht verloren hatten, in Form von Tests das Mehl wieder einzuführen, um zu sehen, ob die Fettsucht wieder auftritt?

D.: Gewiß. Und jedesmal konnte ich zeigen, daß sie es nicht vertrugen. In dem Augenblick, da sie wieder mehlhaltige Speisen bekommen, schnellt ihr Gewicht in die Höhe.

Wenn man das Gewicht bei Fettleibigen auf Normalwerte reduziert, muß man zeigen, daß es normal bleiben kann, das ist sehr wichtig. Man muß sie so schlank bekommen, daß sie vier verschiedene Sachen pro Mahlzeit essen können und nicht wieder zunehmen. Sie sollten imstande sein, dreimal am Tag fettes Fleisch mit Salz, Kartoffeln mit Butter, frisches Obst und eine Tasse Kaffee zu sich zu nehmen, ohne dicker zu werden.

M.: Und sie können unbegrenzte Mengen essen. Gibt es keine Einschränkung der Quantität?

D.: Nein, man braucht die Menge nicht beschränken.

M.: Wieviele Patienten haben Sie in den letzten 40 Jahren auf dieser Basis behandelt?

D.: Etwa 17 000. Ich habe nun eine Gruppe von etwa 1500 Patienten über 70, die zwischen fünf und vierzig Jahren lang das Mehl weggelassen und von »primitiver« Nahrung gelebt haben, um ihre Gesundheit zu erhalten.

M.: Diese Lebensweise würde ich als Steinzeit-Diät bezeichnen. Sind Sie auch dieser Meinung? Es ist eine präcereale Diät.[23])
D.: Ja, ich möchte sagen, daß sie an die sechstausend Jahre alt und zwanzig Jahre ihrer Zeit voraus ist. Ich glaube, der Gedanke, daß Mehlprodukte für etwa 80% der Bevölkerung schlecht sind, wird erst in 20 Jahren populär werden.
D.: Verbieten Sie auch alle Kohlenhydrat-Abkömmlinge – Zucker, Schokolade etc.?
D.: Wenn man einmal einen fettleibigen Allergiker unter Kontrolle hat, kann man sein Gewicht auf den Normalwert reduzieren. Ich habe die Erfahrung gemacht, daß man solchen Patienten weder Zucker noch Stärke in irgendeiner Form geben kann, ohne daß ihre Fettsucht und ihre allergischen Beschwerden wiederkehren.

Daß bestimmte Nahrungsmittel und chemische Zusätze bei einigen dagegen empfindlichen Leuten schwere Geisteskrankheiten hervorrufen können, wurde durch neueste Diätversuche bei Schizophrenie bestätigt.

Das Wort Schizophrenie bedeutet wörtlich »gespaltener Geist«. *Eugen Bleuler,* der deutsch-schweizerische Psychiater, benutzte es zuerst 1911 als eine bessere Bezeichnung für die Geisteskrankheit, die man bis dahin als *Dementia praecox* (vorzeitiger Verlust der geistigen Funktionen) kannte. Ihre Ursache ist noch unbekannt. Es ist eine tragische Krankheit, da sie vor allem junge Menschen um das 20. Lebensjahr befällt. Schizophrenie ist eine psychotische Erkrankung, eine Form der Geisteskrankheit, bei der das Opfer den Bezug zur Realität verliert und unter seltsamen Verzerrungen der Gedanken, Gefühle und Verhaltensweisen leidet. Es gibt dabei keine Übereinstimmung zwischen Gedanken und Gefühlen – ein Patient erzählt einem von schrecklichen Schmerzen, unter denen er leidet, und lacht dabei aus vollem Hals – und es treten Halluzinationen und Wahnvorstellungen auf, die mit größter Überzeugung verfochten werden. Schizophrene können Halluzinationen des Tastsinns habe, noch öfter

---

[23]) prae = vor; cerealia = Getreidearten. Ernährungsweise vor dem Zeitalter des Getreideanbaus. Anm. d. Übers.

jedoch hören sie Stimmen. In einer Station mit Schizophrenen sieht man immer einige, die ihren eingebildeten Stimmen Antwort geben.

Die erste Arbeit über Ernährungsfaktoren bei Schizophrenie, die ein Psychiater verfaßt hat, erschien 1969. Sie stammt von *F. Curtis Dohan*, einem Arzt am Krankenhaus der Universität von Pennsylvania in Philadelphia.

Das weltweite Vorkommen der Schizophrenie bleibt die meiste Zeit bemerkenswert konstant. Es sind 0,85 bis 1,2 Prozent der Bevölkerung betroffen; die Krankheit ist also keineswegs selten. *Dohan* wies darauf hin, daß die Häufigkeit der Schizophrenie in den während des Zweiten Weltkriegs besetzten Ländern zurückgegangen war, aber bald darauf zum Normalstand zurückkehrte, als die Ernährung wieder reichhaltiger wurde. Da *Dohan* wissen wollte, ob die Beschränkung der Getreideprodukte während des Kriegs etwas damit zu tun habe, plante er ein Experiment: Er teilte eine seiner Schizophrenie-Stationen in zwei Gruppen. In der einen schloß er Getreideprodukte aus, der anderen gab er die normale Krankenhauskost mit viel Stärke darin. Keine der Gruppen bekam Medikamente, um das Resultat nicht zu verfälschen. Binnen kurzem zeigte sich ein offensichtlicher Wandel im Verhalten der einen Gruppe: Die Patienten mit getreideloser Diät wurden zugänglicher, ihre Gedankengänge waren nicht mehr so verwirrt. Einige, die nie die Station verlassen hatten, konnten zur Arbeit gehen, oder sogar nach Hause. Die andere Gruppe behielt ihre Wahnvorstellungen und Halluzinationen und blieb so psychotisch wie zuvor.

Dohan schloß daraus, daß bei einigen Schizophrenen die Ursache ihrer Krankheit in einer biochemischen Anomalie liege, die ihre Gehirnchemie in Unordnung bringe, jedesmal wenn bestimmte Substanzen aus dem Weizen ins Blut gelangen.

Dohan brachte seine Arbeit über Schizophrenie bald in Verbindung mit parallelen Untersuchungen über eine andere Erkrankung, die viel enger mit Weizen-Unverträglichkeit verbunden ist: die Zöliakie. Sie ist eine zehrende Kinderkrankheit; ihre Symptome sind Anschwellen des Unterbauchs, Schmerzen und Durchfall von großen Mengen unverdauten Fettes. Das Wort bedeutet »Erkrankung des Bauches«;

die dokumentierte Geschichte der Krankheit reicht bis 1888 zurück, als Dr. *Samuel Gee* vom St. Bartholomew's Hospital in London sie als erster beschrieb. Ihre Ursache blieb viele Jahre lang geheimnisvoll, bis während des Zweiten Weltkriegs einige Kinderärzte versuchten, Zöliakiekranke durch Ausschluß aller Getreideprodukte zu behandeln. Damit erzielten sie gute Ergebnisse. Der Grund, warum Beschränkung der Kohlenhydrate solche Behandlungserfolge brachte, wurde 1950 von dem holländischen Arzt *W.K. Dicke* entdeckt, der seine Doktorarbeit über die Zöliakie schrieb. Er konnte zeigen, daß der die Krankheit auslösende Faktor in Weizen und Roggen nicht die Stärke, sondern ein bestimmtes Eiweiß, genannt Gluten (genauer: ein Teil des Klebereiweißes oder Glutens, das Gliadin; Anm. d. Übers.) ist. Andere Forscher zeigten, daß mit Gluten verwandte Stoffe in Hafer und Gerste ebenfalls Zöliakie hervorrufen können. So entstand die gluten- bzw. gliadinfreie Diät, nach der heute alle Zöliakiekranken leben und dabei gesund bleiben.

Folgende Tatbestände veranlaßten *Dohan,* eine Verbindung zwischen Zöliakie und Schizophrenie festzustellen:

● Bei erwachsenen Schizophrenen findet man überdurchschnittlich häufig Zöliakie in der Kindheit.

● Erwachsene Zöliakiekranke zeigen eine überdurchschnittlich hohe Rate schwerer Geisteskrankheiten.

● Bei zöliakiekranken Kindern und Erwachsenen kann man Verhaltensstörungen durch Einführen von Gliadin in ihre Diät hervorrufen; diese verschwinden wieder bei gliadinfreier Diät.

● Bei Patienten, die an Zöliakie wie an Schizophrenie leiden, geht eine Verschlimmerung der Symptome der einen Krankheit mit der entsprechenden Verschlimmerung bei der anderen Krankheit Hand in Hand.

● Die Neigung zur Entwicklung beider Krankheiten ist erblich, d.h. sie liegt in der Familie.

Dohan prüfte seine Hypothesen folgendermaßen: Er setzte Patienten mit einem ersten Anfall von Schizophrenie auf glutenfreie Diät und verglich sie mit Patienten, die glutenhaltiges Essen bekamen. Denjenigen mit der glutenfreien Diät ging es viel besser.

Um einen letzten schlagenden Beweis für schwere Erkrankungen durch Nahrungsmittelallergien zu führen, möchte ich auf die Colitis ulcerosa zurückkommen, die ich auf Seite 58 erwähnt habe. In diesem Falle ist das Allergen Kuhmilch, ein weiteres relativ neues Nahrungsmittel für eine Spezies wie den Menschen, der Millionen von Jahren nur von fettem Fleisch und Wasser gelebt hatte.

Da die Menschen Kuhmilch zu trinken begannen, bevor sie Brot backen lernten, ist die Allergie gegen Kuhmilch ein älteres Phänomen als die Weizenallergie. Das erklärt möglicherweise die Tatsache, daß die Kuhmilchallergie bekannter ist und sorgfältiger untersucht wurde als die Allergie gegen Getreideprodukte. Immerhin haben erst seit 1960 mehr als nur ein paar Ärzte allmählich erkannt, welch schwere Schäden die Milch bei jenen bedauernswerten Patienten anrichtet, die dieses angeblich unschädlichste aller Nahrungsmittel nicht vertragen.

Jeder zukünftige Historiker, der sich mit der Medizin der Mitte des 20. Jahrhunderts beschäftigen wird, wird schwere Kritik üben an der Art und Weise, wie die Mediziner die längst veröffentlichten Beweise ignoriert haben, welche die Kuhmilch als eine der Ursachen der Colitis ulcerosa überführten. Diese Krankheit macht arbeitsunfähig und ist manchmal lebensgefährlich. Ihr Opfer sind oft junge Erwachsene. Viele Ärzte halten die Colostomie oder Ileostomie [24]) für die einzig mögliche Behandlung bei Colitis ulcerosa. Beides sind verstümmelnde Operationen, die auf die Psyche des Opfers verheerende Wirkung haben können.

Im Januar 1961 veröffentlichte Professor *S.C. Truelove,* Direktor des Nuffield Department of Clinical Medicine in Oxford, die Ergeb-

---

[24]) Colostomie, Ileostomie: Anlegen eines künstlichen Darmausganges in der Bauchwand, entweder vom Dickdarm (Colon) oder unteren Dünndarm = Krummdarm (Ileum) ausgehend.

nisse der langjährigen Arbeit mit Colitis-ulcerosa-Patienten auf seiner Station im Radcliffe-Krankenhaus. Sein Einleitungsartikel gibt eine Übersicht über die Ratlosigkeit der medizinischen Fachwelt gegenüber dieser Krankheit:

»Die Ätiologie** der Colitis ulcerosa bleibt im Dunkeln. Theorien über infektiöse, allergische, ernährungsbedingte und psychosomatische Ursachen sind aufgestellt worden, aber es gibt keine allgemeine Übereinstimmung, daß eine von diesen eine adäquate Erklärung bietet. Eines der Resultate besteht darin, daß die Behandlung auf der Basis von Versuch und Irrtum entwickelt werden mußte. Aus der Tatsache, daß bei manchen Patienten totale Colektomie (chirurgische Entfernung des Dickdarms) notwendig wird, ist die generelle Unwirksamkeit unserer gegenwärtigen medizinischen Maßnahmen ersichtlich. Es ist offensichtlich notwendig, daß wir die spezifischen auslösenden Faktoren finden.«

Er fuhr fort mit der Beschreibung der Behandlung, die er bei seinen Colitis-Patienten durchgeführt hatte.

»Während der letzten Jahre beobachteten wir eine Gruppe von Patienten mit Colitis ulcerosa, bei denen auf den Entzug von Milch (und proteinhaltigen Milchprodukten wie Käse) eine deutliche Besserung im klinischen Verlauf der Krankheit erfolgte. Bei mehreren Patienten wurde die Milch wieder in die Diät eingeführt, und in jedem Falle erfolgte prompt ein Rückfall von Colitis ulcerosa. Das Thema dieses Artikels ist die Beschreibung dieser Beobachtungen und die Diskussion ihrer Folgerungen.

Daß bestimmte Nahrungsmittel in der Ätiologie der Colitis ulcerosa eine Rolle spielen können, ist nichts Neues. *Andresen* (1942) war der Ansicht, daß die Colitis ulcerosa oft auf einer Nahrungsmittelallergie beruhe; er gab die Zahl von »mindestens 66% der Fälle« an. Unter den Nahrungsmitteln, die er als Krankheitsursache bei seinen Patienten betrachtete, stand Milch an erster Stelle. Er betrachtete sie als einen Faktor neben anderen bei 84% der Patienten, bei denen er eine Nahrungsmittelallergie vermutete, und als den ausschließlichen Faktor in 40% aller Fälle. Andere colitis-auslösende Nahrungsmittel waren Eier, Weizen, Kartoffeln, Orangen und Tomaten. Er empfahl spezielle Diätformen als Allergietest, um die schädlichen Nahrungsmittel herauszufinden.

Rowe (1944) war gleichfalls der Ansicht, die Colitis ulcerosa könne auf schwerer allergischer Empfindlichkeit der Dickdarmschleimhaut beruhen, ähnlich der Hautempfindlichkeit, die für die atopische Dermatitis [25] verantwortlich ist.

---

[25] entzündliche Hautreaktion
** Ätiologie = Lehre von den Krankheitsursachen

Er fand heraus, daß Hauttests nutzlos waren, und er empfahl verschiedene Formen von Eliminierungsdiät, die sich kaum von denen Andresens unterschieden. Damit erreichte er, daß bei 10 von 14 Patienten die Beschwerden verschwanden.«

Ich habe hier ziemlich ausführlich über die Colitis ulcerosa berichtet, weil gerade diese Krankheit einen der Hauptpunkte dieses Buches sehr anschaulich zeigt: daß Krankheiten, die viele Ärzte heute als *psychosomatisch* betrachten (d.h. durch den Einfluß geistig-seelischer Ursachen auf den Körper entstanden) und – ohne Erfolg – mit Psychotherapie zu behandeln versuchen, in Wirklichkeit *somatopsychisch* sind (d.h. ausgelöst durch körperliche Einflüsse auf Psyche und Verhalten).

Es gibt keinen Hinweis darauf, daß *Rowe, Andresen* und *Truelove,* die sehr viele Fälle von Colitis ulcerosa behandelt haben, diese als eine psychisch bedingte Krankheit betrachten. Es ist doch wohl einzusehen, daß ein Patient, der zu jeder Tages- und Nachtzeit unter qualvollen Leibschmerzen und periodischen Durchfällen leidet, schließlich außer Fassung gerät, Depressionen bekommt und sogar gegen die Ärzte aggressiv wird, die ihm dauernd einreden wollen, daß »alles nur psychisch« sei!

8. Kapitel

Viele Leute, die zum erstenmal von der Diätbehandlung physischer und psychischer Krankheiten hören, wollen sie sofort selber ausprobieren. Diese Leute muß ich warnen.
Medizin und Psychiatrie sind weite Gebiete, und die Ärzte bringen für ihre Praxis einen Hintergrund von Wissen und Erfahrung mit, den sie sich in langen Jahren erworben haben. Bevor Sie erwägen, sich selbst auf maskierte Allergie als Ursache Ihrer Leiden zu testen, konsultieren Sie *bitte* zuerst Ihren Hausarzt und lassen all die Tests und Untersuchungen machen, zu denen er Ihnen rät.
Erst wenn Ihnen Ihr Allgemeinarzt und ein Spezialist gesagt haben, daß sie keine Ursache für Ihre Beschwerden finden können, sollten Sie darangehen – mit Zustimmung und Mitarbeit Ihres Hausarztes – die Tests und Prozeduren durchzuführen, die in diesem Buch beschrieben und in diesem Kapitel zusammengefaßt sind.
Nehmen wir an, Sie haben alle notwendigen Untersuchungen und Tests hinter sich, aber die Ursache Ihrer chronischen Krankheit konnte nicht gefunden werden und die Diagnose ist unbestimmt. Sie haben viele erfolglose Behandlungen mitgemacht und fühlen sich noch immer krank an Leib oder Seele. Bis jetzt gibt es in England (und Deutschland, Anm. d. Übers.) noch keine Stationen für klinische Ökologie, wo man Sie aufnehmen könnte, um Ihre eventuellen Allergien herauszufinden. Meine eigene Drei-Betten-Einheit, die man mir versprochen hatte, ist wegen Geldknappheit beim National Health Service (Nationaler Gesundheitsdienst in Großbritannien) noch nicht Wirklichkeit geworden; ich habe nur eine ambulante Praxis. So müssen Sie die Untersuchungen und Tests entweder zu Hause, mit der Hilfe Ihres Hausarztes, oder in einer Allergieklinik mit einem zur Zusammenarbeit bereiten Spezialisten durchführen.
Wenn Sie so krank sind, wie *Joanna* war, dann wäre es sehr schwierig, die im 5. Kapitel beschriebene Behandlung woanders als

in einer psychiatrischen Klinik durchzuführen. *Joannas* Reaktionen auf einige ihrer Nahrungsmittel-Tests waren so heftig, daß ausgebildetes Personal und starke Medikamente nötig waren, um sie an der Selbstverletzung zu hindern. Aber für die Patienten mit leichteren, wenn auch immer noch unangenehmen und schwächenden Symptomen habe ich hier ein Programm zusammengestellt. Ich pflege es an interessierte Patienten zu senden, die mir von ihren Ärzten empfohlen wurden.

Die Behandlung bestimmter Fälle psychischer und physischer Störungen als Nahrungsmittel-Allergien

Ich nehme an, daß Ihr Hausarzt und das Krankenhaus, in das er Sie unter Umständen überwiesen hat, die Möglichkeit anderer schwerer körperlicher und geistig-seelischer Krankheiten ausgeschlossen haben. Ich hoffe, daß nunmehr Ihr Hausarzt bereit ist, Ihnen – im Hinblick auf Ihre lange und noch immer ungeheilte Krankheit – bei der Lösung der Frage zu helfen, ob es sich um eine Nahrungsmittel-Allergie handelt. Zur Belohnung dafür, daß er anfangs etwas Zeit aufwenden muß, wird er danach einen glücklicheren, gesünderen Patienten haben, der in Zukunft seine Zeit weniger in Anspruch nehmen wird. Bitte zeigen Sie ihm diesen Brief!

Die Methode ist kurz gefaßt:

● Fünf Tage totales Fasten, nur bei Quellwasser (da Chlor und andere Zusätze vermieden werden müssen. Mineralwasser in Flaschen oder destilliertes Wasser geht auch). Medikamente sollten nach und nach abgesetzt werden.

● Wenn Sie sich am Ende des fünftägigen Fastens beträchtlich wohler fühlen, dann liegt der Verdacht auf eine maskierte Allergie gegen Nahrungsmittel oder ihre chemischen Zusätze nahe. Wenn Sie sich *nicht* wohler fühlen, dann ist die Ursache Ihrer Beschwerden *keine* Nahrungsmittel-Allergie.

● Machen Sie während des Fastens eine Liste aller Speisen und Getränke, die Sie öfter als einmal in drei Tagen zu sich nehmen. Diejenigen, die Sie täglich oder noch öfter verzehren und die Sie besonders gerne mögen, sind besonders verdächtig.

● Nach dem fünftägigen Fasten nehmen Sie anstelle Ihres normalen Abendessens eine große Portion von einem der verdächtigen Nahrungsmittel oder Getränke, *aber ohne alle Zusätze* und Beilagen, nur mit Wasser, wenn Sie durstig sind. Wenn Ihre Beschwerden innerhalb von ein oder zwei Stunden wiederkehren, dann kommt dieses Nahrungsmittel auf Ihre Schwarze Liste und muß in Zukunft gemieden werden. (Lassen Sie Frühstück und Mittagessen zunächst einmal weg, bis Sie einige »sichere« Nahrungsmittel herausgefunden haben.)

Eine unangenehme Reaktion kann man mit folgendem Mittel beenden: Mischen Sie 1 Teil Kaliumbikarbonat mit 2 Teilen Natriumbikarbonat und nehmen Sie davon 1 Eßlöffel auf ein großes Glas warmen Wassers, gut verrührt. Diese Alkalisalze bekommen Sie ganz billig ohne Rezept in der Apotheke. Neben ihrer abführenden und reinigenden Wirkung haben sie auch antiallergische Eigenschaften, da sie alkalisch sind. Fasten Sie wieder, bis alle Beschwerden abgeklungen sind, dann erst machen Sie den nächsten Test. Es ist am besten, nur einen Test pro Tag zu machen, und zwar abends. Wenn Sie eine starke Reaktion bekommen sollten, können Sie sich die ganze Nacht lang davon erholen.

Diese Form des Tests, mit nur einem Nahrungsmittel pro Tag, können natürlich die Übergewichtigen am besten ertragen. Wenn Sie schon bei Beginn der Tests zu mager sind, werden Sie großen Hunger dabei bekommen. Um die Hungerschmerzen zu lindern, nehmen Sie zwischen den Tests kleine Mahlzeiten aus einzelnen Nahrungsmitteln ein, die Sie normalerweise niemals essen und die nicht verwandt sind mit den Nahrungsmitteln, die Sie oft gegessen haben. Das kann bedeuten, daß Sie ziemlich exotische Dinge wie Wildbret, frischen Lachs, Forelle, Avocados, Kaninchen oder Fasan wählen müssen. Nehmen Sie möglichst verschiedene Fleischsorten und ungewohnte Gemüse, denn Allergien gegen diese Speisen kommen nur selten vor.

Später, wenn Ihre Testreihe fortgeschritten ist, können Sie mit Speisen auffüllen, die sich im Test als »sicher« erwiesen haben.

Kein Nahrungsmittel oder Getränk können Sie als unschädlich betrachten, bevor Sie es nicht fünf Tage strikt gemieden und dann getestet haben und sich vor und nach dem Test wohlfühlen. Wenn es unter diesen Bedingungen keine Krankheitserscheinungen hervorruft, dann können Sie es weiterhin essen.

● Wenn Sie Ihre Testreihe beendet haben, stellen Sie eine Liste der Speisen auf, die keine Reaktion ausgelöst haben. Das sind die einzigen Speisen, die Sie weiterhin essen sollten. Wenn Sie über ein Nahrungsmittel im Zweifel sind, dann lassen Sie es fünf Tage lang aus Ihrem Speisezettel weg und testen es am sechsten Tag.

● Wenn Sie chemische Zusätze mehr verdächtigen als das Nahrungsmittel selbst, dann testen Sie es zuerst in reiner Form, »biologisch« erzeugt und ohne handelsübliche Zusätze. Bei Brot zum Beispiel essen Sie zuerst Brot aus kompostgedüngtem Vollweizen. Wenn es Ihnen nichts Böses tut, dann testen Sie anschließend ein handelsübliches Weißbrot. Wenn nur das handelsübliche weiße Mehl schlecht für Sie ist, dann halten Sie sich an Produkte, die nur aus kompostgedüngtem Vollweizen hergestellt sind. Das gleiche Prinzip ist auf andere Speisen – Früchte, Gemüse und Fleischsorten – anzuwenden.

● Während Sie Ihre Tests machen, führen Sie ein Tagebuch und schreiben alles ein, was Sie essen und trinken, mit Zeitangabe. Auf der gegenüberliegenden Seite beschreiben Sie, wie Sie sich nach dem Essen oder Trinken fühlen, und zeichnen die Symptome auf. Daraus kann sich ein Bild ergeben, das für Sie und Ihren Arzt von Interesse sein wird.

8. Kapitel

Mehrere Bücher sind über dieses Gebiet veröffentlicht worden, aber sie sind ziemlich schwierig zu beschaffen.

Es sind: *Arthur F. Coca:* Familial Nonreaginic Food-Allergy
Albert H. Rowe: Clinical Allergy
Blake Donaldson: Strong Medicine
T.G. Randolph: Human Ecology and Susceptibility to the Chemical Environment

Ein weiteres Wort der Warnung: In der Nahrungsmittelallergie gibt es ein Suchtelement; Sie können deshalb an den ersten ein bis zwei Fasttagen katerähnliche Entzugserscheinungen haben. Aber halten Sie durch und mogeln Sie nicht! Wenn Sie allergisch gegen ein Nahrungsmittel sind, können Sie außerdem das Verlangen bekommen, mehr davon zu essen, oder auch andere Dinge, gegen die Sie ebenfalls empfindlich sind, wie Alkoholika und Süßigkeiten. Willenskraft ist nötig!

Die oben aufgezeichnete Methode zur Aufdeckung maskierter Nahrungsmittel- und Chemikalien-Allergien basiert auf Fasten. Dieses bringt Sie aus dem angepaßten Stadium 2 ins nicht angepaßte Stadium 1 zurück; anschließend »demaskiert« ein Eßtest die Allergie, indem er eine Sofortreaktion hervorruft. Der Nachteil dieser Methode, bei der man eine ziemliche Portion des verdächtigen Nahrungsmittels essen muß, liegt in ihrer Trägheit: Unangenehme Reaktionen brauchen eine lange Zeit – bis zu drei Tagen – um abzuklingen; Sie müssen sich aber vor dem nächsten Test vollkommen wohlfühlen. Um diese Schwierigkeit zu vermeiden, benütze ich in meiner Praxis den Unterzungen-Tropftest, manchmal in Gruppen von 5 oder 6 Patienten auf einmal. Diese Methode wird den Leuten zusagen, die andere Leidende kennen und mit ihnen eine Gruppe bilden können.

Der Tropftest selbst ist sehr einfach. Der Patient macht eine Liste der Nahrungsmittel, die er (oder sie) gerne und oft ißt. (Um verläßliche Ergebnisse zu bekommen, muß man 5 Tage lang vor dem Test diese Speisen weglassen.) Kleine Proben von jedem dieser – chemisch unbehandelten – Nahrungsmittel werden in saubere Tassen oder

8. Kapitel

Gläser gegeben. Jede Probe schüttet man einzeln in den elektrischen Mixer, der absolut frei von allen anderen Speiseresten sein muß. Nun wird gerade genug destilliertes Wasser zugegeben, um die Messer zu bedecken. Dann mixt man alles zu einer konzentrierten Lösung, die gerade flüssig genug sein muß, daß man sie in eine Injektionsspritze ohne Nadel aufziehen kann. Diese Lösung wird in eine saubere Tasse gegossen, beschriftet und auf ein Tablett gestellt. Auf diese Weise macht man Lösungen aus so vielen Speisen, wie man bequem in einer Sitzung testen kann (jeder Test dauert etwa 10 Min.).

In der Zwischenzeit macht jemand eine Liste von den Hauptbeschwerden eines jeden Patienten und bereitet für jeden eine Karte vor, ähnlich der auf S. 129. Die Patienten sollen in bequemen Stühlen sitzen, jeder mit einem Beobachter an seiner Seite. Nachdem die Patienten 5 bis 10 Min. entspannt dagesessen sind, wird ihr Ruhepuls gemessen und in ihre Karte eingetragen. Zusätzlich stellt der Beobachter auf der Karte des Patienten eine Punktliste für jedes der Symptome auf (0 = kein Anzeichen eines Symptoms, 1 = leichte Anzeichen, 2 = mittelstarke, 3 = schwere Reaktion). Nun kann der Test beginnen.

Das Tablett mit Speiseextrakten wird mit einem Tuch bedeckt hereingebracht, zusammen mit einem Tablett voll 10 ml-Einmalspritzen (ohne Nadeln) mit Milliliter-Skala. Papiertaschentücher, Gefäße mit destilliertem Wasser, Trinkgläser für jeden Patienten und Spucknäpfe müssen bereitstehen. Nun wird einer der Extrakte in eine Spritze bis zur 1 ml-Marke aufgezogen. Der Patient legt den Kopf zurück und die Zunge an das Gaumendach. Aus der Spritze werden ein oder zwei Tropfen unter die Zunge gegeben. Der Patient hält seinen Mund 2 Min. lang offen, dann beugt er sich nach vorn und spült den Mund mit destilliertem Wasser aus. Am Ende jeder Testbeobachtung und nach dem »Abschalten« einer Reaktion (s. Karte!) wird der Mund wieder mit Wasser ausgespült, um ihn für den nächsten Test sauber zu haben.

Nun mißt der Beobachter wieder den Puls des Patienten und trägt den Wert unter »2 Min.« ein, während er die ganze Zeit auf Anzeichen oder Reaktionen achtet. Es ist nicht verboten, den Patienten zu befragen, es ist sogar eine gute Hilfe; aber einige der Beobachtungen

8. Kapitel

Beispiel für eine Testkarte für einen wirklichen Fall:

Unterzungen-Tropftest

Name _____ Datum _____

Station _____ Nahrungsmittel _____

Reaktionsstärke:
0 = keine R., 1 = leichte R., 2 = mittelstarke R., 3 = schwere R.

Anzeichen und Symptome:	vor dem Test	Tropf. gegeben	Minuten danach			Abschalten			Sauerstoff	Endergebnis
			2	3	4	$\frac{1}{10}$	$\frac{1}{100}$	$\frac{1}{1000}$		
Depression	0		1		2	1	1	0	0	
Weinen	0		1		2	1	0	0	0	
Schuldgefühl	0									
Angstzustände	0									
Ruhelosigkeit	0		3		3	2	1	0	0	
Fluchtversuch	0									
Ungeduld	0									
Haß, Zorn	0									
Müdigkeit	0									
Schlaf	0									
Schwindel	0									
verwirrtes Denken	0		2		2	1	1	0	0	
möchte allein sein	0		2		2	2	1	0	0	
Unfähigkeit, sich zu konzentrieren	0		2		2	1	1	0	0	
Schwäche	0									
Hunger	0									
Puls	74		97		104	92	88	80	74	
Pupillen	●		●		●	●	●	●	●	
Änderung der Hautfarbe	0		rot		rosa	rosa	0	0	0	
Kopf hängt herunter	0		1		1	1	0	0	0	

sollten rein objektiv sein, wie Pupillenweite, Rötung oder Blässe der Haut, Zeichen von Ruhelosigkeit oder Ängstlichkeit usw.

Wenn der Puls um 20 oder mehr Schläge pro Minute steigt oder fällt oder sich sein Volumen dramatisch verändert, ist eine Reaktion zu erwarten. Einige Reaktionen jedoch kommen ohne Vorwarnung durch eine Pulsänderung.

Bei der Reaktion erscheinen die Symptome, die vor dem Eintropfen des Extrakts nicht vorhanden waren, innerhalb von ein oder zwei Minuten. Der Patient kann plötzlich einen roten Kopf bekommen; die Pupillen erweitern sich oder werden so klein wie Stecknadelköpfe; er (sie) kann zu weinen beginnen oder aufgeregt werden und über Kopfweh und andere Schmerzen klagen. Manchmal gerät der Patient in Hochstimmung oder wird benommen und verwirrt, oder er fällt in Schlaf.

Wenn der Beobachter sicher ist, daß eine Reaktion angelaufen ist, trägt er den Zeitverlauf und die Reaktionsstärke (von 1 bis 3) in die Karte ein. Dann kann der erste »Abschalte«-Tropfen gegeben werden, um die Reaktion abzukürzen. Man zieht bei der Spritze mit 1 ml konzentriertem Speisenextrakt, der gerade getestet wird, destilliertes Wasser bis zur 10 ml-Make auf und verdünnt damit den Extrakt auf 1/10 seiner ursprünglichen Konzentration. Einen Tropfen davon gibt man dem Patienten unter die Zunge und läßt ihn ein bis zwei Minuten lang einwirken. Das kann genügen, um die Reaktion »abzuschalten« und den Patienten in den Normalzustand zurückzubringen. Hilft es nicht, so verdünnt man den Extrakt auf ein Hundertstel der Ausgangskonzentration, indem man alles bis auf 1 ml der 1/10-konzentrierten Lösung aus der Spritze drückt und wieder destilliertes Wasser bis zur 10 ml-Marke aufzieht. Man schüttelt die Spritze und verwendet nun diese Lösung zum »Abschalten«. Manchmal, bei einer sehr schweren Reaktion, kann es notwendig werden, bis zu einer Verdünnung von 1/1000 oder 1/10000 zu gehen. Zusätzlich muß man gelegentlich sogar Sauerstoff einatmen lassen oder den Patienten an die frische Luft bringen, bevor er wieder »normal« (frei von Symptomen) ist und man mit einem neuen Test beginnen kann. Mit einiger Übung kann das Ganze schnell und reibungslos gehen. Die Helfer werden bald erfassen, worum es geht, und sich dafür interessieren oder sogar begeistern. Mit etwas Humor kann man eine solche Testsitzung wie ein Gesellschaftsspiel aufziehen.

Die Gruppen, die ich auf diese Weise behandle, entwickeln rasch Zusammenhalt und Eigenleben. Die Patienten helfen einander mit Rat und Tat und werden ganz allgemein lebendiger und hoffnungsvoller.

Wenn alle Tests vorüber sind (selbstverständlich muß man jeweils 5 Tage vorher die fraglichen Nahrungsmittel meiden), stellt man für jeden Patienten einen Speiseplan aus verträglichen Nahrungsmitteln zusammen. Um deren Auswahl zu erweitern, kann man weitere Tests durchführen.

Für Leute, die nicht die Zeit haben, sich einer Gruppe anzuschließen oder den vorher beschriebenen Eßtest durchzuführen, kann eine Modifikation der Eliminierungsdiät *Rowes* von Nutzen sein. Versuchen Sie, eine ganze Gruppe von Nahrungsmitteln wegzulassen, die sich allgemein als allergen erwiesen haben: Zucker und Getreideprodukte zum Beispiel. Meiden Sie sie ein bis zwei Wochen und beobachten Sie, ob Ihre Beschwerden nachlassen. Nach meiner Erfahrung sind neben Getreide und Zucker die »Hauptübeltäter« Pulverkaffee, schwarzer Tee, Schokolade, Eier, Milch und chemisch behandelte Nahrungsmittel. Bier und Whisky lösen oft schwere Reaktionen bei getreideempfindlichen Personen aus. Haben Sie diese Nahrungsmittel weggelassen, dann essen Sie sie einzeln wieder, in Form eines Tests, und beobachten, ob die Symptome wiederkehren. Diese Methode ist nicht so genau wie der Tropftest, aber sie kann in vielen Fällen die Beschwerden erleichtern und das Leben wieder erträglicher machen.

Vergessen Sie schließlich den Tabak nicht. Starke Raucher können ihre Tabakallergie testen, indem sie fünf Tage nicht rauchen und dann einen Freund veranlassen, mit Hilfe eines Strohhalmes Zigarettenrauch mehrmals in etwas Wasser einzublasen, bis die Lösung sich braun färbt. Ein Tropfen dieser Lösung unter die Zunge kann eine so verheerende Wirkung auslösen, daß der Süchtige niemals wieder rauchen will.

9. Kapitel

Ivan Illich übertrieb nicht, als er 1974 sagte, daß die Gefahren durch die Industrialisierung der Nahrungsmittelproduktion heute wohl die größte Bedrohung der menschlichen Gesundheit darstellen. Die Nahrungsaufnahme ist unser engster Kontakt mit der Umwelt, viel enger als selbst der Koitus. Was man ißt, geht direkt ins Körperinnere, wird vom Blut aufgenommen und in jede Zelle des Körpers getragen, auch in die Gehirnzellen, was im Hinblick auf geistige Gesundheit und Verhalten besonders wichtig ist.

Wir sind keine unbegrenzt anpassungsfähigen Lebewesen. Die Beweise häufen sich, daß viele von uns schon an die Grenze ihrer Anpassung gegenüber einer zunehmend verfälschten und chemisch verseuchten Nahrung gelangt sind. Es ist höchste Zeit, dieses schrecklich riskante Experiment mit der menschlichen Ernährung abzubrechen. Betrachten wir noch einmal die Beziehungen zwischen unserer Ernährung und der Wandlung in der Art der Erkrankungen in den Industrieländern:

Seit die industrielle Revolution unsere Umwelt und besonders unsere Ernährung zu verändern begann, haben sich auch die Krankheiten drastisch geändert. Der Herzinfarkt, der heute jährlich etwa 100 000 Menschen im Vereinigten Königreich England tötet, war den Ärzten des 19. Jahrhunderts unbekannt. Erst 1910 wurde in der britischen Medizinliteratur der erste Fall beschrieben. Heute haben wir anstelle der verheerenden Epidemien infektiöser Krankheiten wie Typhus, Tuberkulose, Cholera und Pocken, die die Menschheit vor dem 20. Jahrhundert dezimierten, gleichermaßen verheerende Epidemien von Schlaganfällen, Bluthochdruck, Herzinfarkten, Verhaltensstörungen, Allergien und Degenerationsleiden. All diese haben nun die Herrschaft übernommen, und wir sind kaum gesünder als vor hundert Jahren. Was ist der Grund?

9. Kapitel

Es könnte natürlich der sein, daß wir länger leben. Obwohl dies bis zu einem gewissen Grad richtig ist, stellt es doch nur einen Teil der Wahrheit dar. Der wahre Grund für unsere Kränklichkeit ist das, was wir mit unserer Nahrung und der Luft, die wir atmen, anstellen – darin stimme ich *Illich* voll zu. Dieser Faktor wird nicht nur am wenigsten berücksichtigt, es ist auch der, an dem wir am meisten ändern könnten, wenn wir ihn im Lichte der neuen Erkenntnisse über Allergien betrachten.

An früherer Stelle zitierte ich die Behauptung Dr. *Albert Rowes* von 1930, daß die Allergie, besonders die Nahrungsmittelallergie, nach den Infektionen die zweithäufigste Krankheitsursache in der Gesellschaft mit westlicher Lebensform ist. Ich bin der Ansicht, daß nun die Allergie die Infektionen überholt hat und unter den Ursachen an erster Stelle steht.

Seit 18 Jahren lebe ich nun, soweit möglich, nach einer Art Steinzeitdiät, reich an tierischen Fetten und Protein und praktisch frei von Zucker, Getreide und raffinierten Kohlenhydraten. Befreundete Ärzte versicherten mir, daß diese Diät mir schon vor Jahren einen Herzinfarkt hätte bescheren und mich töten oder arbeitsunfähig machen müssen, lange bevor ich meine normalen 70 Jahre zu Ende gelebt hätte. Im Gegenteil, ich bin jetzt mit 59 [26] Jahren gesünder als je zuvor.

Das Wort *Allergie,* in dem Sinne, wie ich es gebraucht habe, bedeutet »veränderte Reaktion«, eine abnorme Reaktion eines oder mehrerer Körpergewebe auf den Kontakt mit einer unbelebten Substanz, wie Nahrung oder Chemikalien. Wenn jemand körperlich oder psychisch krank ist, oder beides zusammen, und nach fünftägigem Fasten sich wohlfühlt, dann ist eine der möglichen Ursachen seiner Krankheit eine abnorme Reaktion auf die Nahrungsmittel und Chemikalien, die er oder sie gegessen hat. Wenn diese Person dann getestet wird und es sich herausstellt, daß bestimmte Speisen die Krankheit in akuter Form wieder auftreten lassen, so ist es nur logisch zu vermuten, daß die betreffende Person allergisch gegen diese Speisen ist. Das

---

[26] bei Erscheinen der dt. Übersetzung 63

ist, auf den einfachsten Nenner gebracht, die Methode, mit der ich meine Patienten behandle. Die Ergebnisse haben selbst meine skeptischsten Kollegen in Erstaunen versetzt.

Wie jeder weiß, der *Freuds* Originalschriften wirklich gelesen hat, behauptete dieser große Wissenschaftler, daß man eines Tages eine physiologische Ursache der Geisteskrankheiten finden werde. In der Allergie gegen Nahrungsmittel und chemische Stoffe hat man endlich eine solche beweisbare physiologische Ursache gefunden. Jeder Arzt, der sich die Mühe macht, Kenntnisse darüber zu erwerben, kann damit erstaunliche Behandlungserfolge erzielen

Ich erhebe keineswegs den Anspruch der Originalität, wenn ich die Einzelheiten dieser Auffassung vortrage. Ich habe lediglich die Veröffentlichungen der vielen amerikanischen Ärzte gelesen, die auf diesem Gebiet bahnbrechende Arbeit geleistet haben (einige von ihnen habe ich besucht). Ich probierte dann ihre Methode aus, zuerst als Allgemeinarzt, neuerdings als Psychiater, und ich finde, daß sie besser funktionieren, als ich jemals zu hoffen wagte. Das überaus Erstaunliche daran ist, daß alles in diesem Buch bereits seit den frühen zwanziger Jahren bekannt und in medizinischen Büchern und Zeitschriften beschrieben ist. Jedoch bis heute haben nur ein paar Ärzte in Amerika und Europa den Versuch in Erwägung gezogen, ihre Patienten nach diesen Methoden zu untersuchen und zu behandeln.

Amerikanische Ärzte wie *Duke, Shannon* und *Rowe* haben in den frühen zwanziger Jahren die für Medizin und Psychiatrie äußerst brauchbare Arbeitshypothese von der Entstehung der Nahrungsmittel- und Chemikalienallergie aufgestellt. Sie zeigten, daß man durch Weglassen bestimmter alltäglicher Nahrungsbestandteile wie Weizen, Eier und Milch aus der Diät der Patienten langdauernde Beschwerden wie Kopfweh, Asthma und Hautausschläge zum Verschwinden bringen kann.

Shannon, ein Kinderarzt, veröffentlichte seine ersten Fälle 1922. *Rowe* begann um die gleiche Zeit zu veröffentlichen; sein erstes großes Werk über Nahrungsmittelallergie kam 1931 heraus.

9. Kapitel

Hans Selye entwickelte das Konzept des allgemeinen Anpassungs-Syndroms gegenüber einem schädlichen Agens, mit den drei Stadien: 1. Alarm, 2. Resistenz oder Anpassung, und 3. Erschöpfung. *Selyes* Werk trug besonders zum Verständnis der Tatsache bei, daß Patienten krank werden, wenn ihre Anpassung an allergene Nahrungsmittel und Chemikalien versagt. *Selye* veröffentlichte seine Ergebnisse zuerst 1936 in einem Artikel in *Nature*. Einige Jahre später veröffentlichte er einen weiteren, ausführlichen, dreiteiligen Artikel im *American Journal of Allergy*.

Herbert Rinkel, der im Triumvirat mit *Rowe* und *Randolph* diese Auffassung bekannt gemacht hat, entdeckte zufällig das Schlüsselprinzip der maskierten Allergie, als er seinen eigenen hartnäckigen allergischen Schnupfen zu kurieren versuchte. »Maskierung« bedeutet Verschwinden der allergischen Symptome, wenn man ein Allergen innerhalb der (bis zu dreitägigen) Reaktionszeit wieder zu sich nimmt. Zuerst fühlt man sich angeregt, dann bekommt man einen Kater. Die Maskierung ist verantwortlich für das Verlangen des Süchtigen nach »seinem« speziellen Nahrungsmittel oder Getränk. Sie erklärt auch solche Begriffe wie »Gewohnheit«, »Abhärtung« oder »Toleranz«, mit denen die Leute die allgemeine Erfahrung umschreiben, daß unangenehme Erscheinungen bei »Gewöhnung« an ein allergenes Nahrungsmittel, eine Chemikalie oder einen anderen Stressor verschwinden (nämlich infolge der Maskierung). Wenn eine Mutter Ihnen erzählt, daß auf die neu zugefütterte Kuhmilch hin ihr Kind sich zuerst erbrochen hat, und wenn sie dann damit prahlt, daß ihr Kind Kuhmilch jetzt verträgt und sogar gern trinkt, weil sie auf der Milchfütterung bestanden hat, dann spricht sie von maskierter Nahrungsmittelallergie.

1971 veröffentlichte *Randolphs* Studiengruppe für Humanökologie in Chicago eine Broschüre mit dem Titel »The realities of food addiction« (Die Tatsachen der Nahrungsmittelsucht). Hier folgt die einführende Zusammenfassung:

»In den Nahrungsmitteln, die der Mensch täglich pfundweise ißt und zwei bis drei Tage in seinem Körper beherbergt, und deren Bestandteile er in seine Zellen aufnimmt, ist er am stärksten der Umwelt ausgesetzt.

Nahrungsmittelsucht, die anfangs für gewöhnlich mit normalem Verhalten verwechselt wird, wirkt sich früher oder später in einer ganzen Reihe körperlicher und/oder psychischer Erkrankungen aus. Dieser Prozeß bereitet den Boden für die Entwicklung von Suchtreaktionen auf andere schneller resorbierbare und schädlichere Agentien.

Nahrungsmittelsucht kann bei jedem vorkommen. Da sie gewöhnlich mehrere alltägliche Nahrungsmittel betrifft, kann man sie am überzeugendsten demonstrieren, wenn man den Patienten unter kontrollierten Umweltbedingungen fasten läßt und dann die akuten Wirkungen der Einzeltests beobachtet.«

Fasten oder Weglassen des Suchtmittels für mindestens fünf Tage bringt den Patienten wieder in das Stadium 1, das Alarmstadium, zurück. Ein Einzeltest mit dem Nahrungsmittel – sogar, erstaunlich genug, nur ein Tropfen des Nahrungsmittels oder Getränkes unter die Zunge – bringt die chronischen Symptome in akuter, leicht erkennbarer Form zurück. Weitere stärker verdünnte Tropfen schalten die Reaktionen ab, möglicherweise durch eine Art schneller Maskierung. Diese Methode ist jederzeit wiederholbar und leicht zu lernen. Sogar jetzt, da ich diese Seiten schreibe, führt eine der darin angelernten Schwestern Unterzungen-Tropftests bei zwei allergischen Patienten durch und zeichnet, ohne jede Überwachung durch mich oder einen anderen Arzt, die Ergebnisse auf. Anschließend stellt sie für die Patienten eine verträgliche Diät zusammen, die sie zu Hause halten können.

Wenn ein Patient einmal das Stadium der Erschöpfung im Anpassungskampf erreicht hat, dann besteht das einzige bis jetzt bekannte Heilmittel darin, das Allergen strikt zu meiden. Substanzen, welche die Resistenz stärken oder die Allergie blockieren können, bevor sie das Gehirn angreift, müssen erst noch in all ihren Auswirkungen untersucht werden. Interessant ist, daß der erfolgreichste Tranquillizer der Psychiatrie, Chlorpromazin (Largactil oder Thorazin, in Deutschland Megaphen), chemisch von einem Antihistamin abstammt, einer Klasse von Medikamenten, die man zur Behandlung des Heuschnupfens und anderer Allergien benutzt. Das gleiche gilt von dem bekannten Antidepressivum Imipramin (Tofranil). Die pharmazeutische Firma Fisons hat eine Verbindung, Cromoglycat (Intal), entwickelt, die bei täglicher Einnahme Asthmaanfälle erleichtern oder sogar verhüten kann, indem die Mastzellen daran gehindert werden, gespeichertes Histamin auszuschütten. Wenn einst die Medizin die Bedeutung der Nahrungsmittel- und Chemikalienallergie für die Entstehung psychischer und körperlicher Krankheiten erkennen wird, dann wird vermutlich die pharmazeutische Industrie sich angestrengt bemühen, Präparate zu entwickeln, die allergische Reaktionen rückläufig machen oder blockieren und nicht nur die Symptome vermindern. Die Nummer der *Lancet* vom 24. Mai 1975 enthielt einen günstigen Bericht über ein anderes Antiallergikum, Doxantrozol, das oral wirksam ist. Andererseits hat Dr. *Len McEwen* am St. Mary-Krankenhaus in London einen Impfstoff gegen zahlreiche Nahrungsmittelallergien entwickelt.

McEwen ist ein Forschungs-Pharmakologe am Wright-Fleming-Institut des St. Mary-Krankenhauses, der führenden Allergiestation in England. Er ist versiert in der bakteriologischen und immunologischen Behandlung der Allergie, für die am St.-Mary-Krankenhaus durch Sir *Alexander Fleming* und Sir *Almroth Wright* bahnbrechende Arbeit geleistet wurde. *McEwen* fügte seinem Impstoff Bakterien hinzu, außerdem sehr kleine Mengen von etwa 50 alltäglichen Nahrungsmitteln. Er verabreicht den Impfstoff in einem kleinen Plastikgefäß, das 24 Stunden auf einer angeritzten Hautstelle am Unterarm des Patienten befestigt bleibt. Diese Behandlung führt er drei- bis viermal jährlich durch. Seine Erfolge in Fällen von Asthma und Heuschnupfen, die nicht auf die üblichen Injektionen von Pollen-, Schimmelpilz- und Staubextrakten ansprachen, sind wohl teilweise, wie ich glaube, der Tatsache zuzuschreiben, daß er Bakterien bei der Entwicklung der Allergie mit in Betracht zog. Ich bin ihm zu Dank verpflichtet, daß er mir seine Methoden gezeigt hat. Ich beginne sie jetzt mit meinen eigenen zu kombinieren.

Es gibt folgende Kriterien für den Verdacht auf Nahrungsmittel- und Chemikalienallergie: (Sehen Sie selbst, wieviele von Ihren eigenen Beschwerden in dieses Bild passen)

● Die Krankheitserscheinungen kommen und gehen, darunter fünf Hauptsymptome:
a) Schwellungen (Ödeme) an verschiedenen Körperstellen
b) Starke Schweißausbrüche, ohne Beziehung zur Körperbewegung
c) Müdigkeit, ohne Erholung durch Schlaf
d) Anfälle von Pulsjagen
e) Ausgeprägte Schwankungen im Körpergewicht

● Anzeichen von Nahrungsmittelsucht und immer gleich zusammengesetzten Mahlzeiten

● Andere offensichtliche »konventionelle« Allergien: Heuschnupfen, Nesselsucht, Hautausschlag, Kopfweh (oft morgens), Asthma

● Verschiedene allergische Erscheinungen an bestimmten Körperteilen:
Kopf: Katarrh und Heuschnupfen, Schwindelgefühl, Mundgeschwüre (Aphthen), übler Mundgeruch (Halitosis), Kopfweh, Migräne
Brust: Asthmatische Atemnot, Tachykardie (Herzjagen)
Unterleib: Blähungen nach dem Essen, Reizdickdarm-Syndrom, Magen- und Darmgeschwüre (ohne Röntgenbefund), regionale Ileitis (Morbus Crohn, Krummdarmentzündung), Darmkrämpfe
Geschlechts- und Harnorgane: Häufiges Wasserlassen und »Blasenkatarrh« ohne nachweisbare Infektion, Impotenz, Frigidität, Menstruationsbeschwerden
Muskeln und Skelett: »Fibrositis« (Muskelschmerzen), Arthralgie (Gelenkschmerzen)
Haut: Nesselsucht (juckende Quaddeln), juckende Hautausschläge, die kommen und gehen
Psyche: Anfälle von Panik und chronische Angstzustände, Depression, Hypomanie (andauernde gehobene Stimmung ohne äußere Ursache), Hyperkinese (Überaktivität), ungerichtete Gewalttätigkeit, Verspannung, Gedankenverwirrung (Sinnestäuschungen und Halluzinationen), Alkoholismus, Drogensucht

Wenn Sie irgendwelche von diesen Symptomen haben, sollte Sie Ihr Arzt und weitere Spezialärzte sorgfältig untersuchen, um potentiell gefährliche Ursachen wie Tumoren oder Infektionen auszuschließen.

Wenn Sie es noch nicht getan haben sollten, veranlassen Sie bitte Ihren Arzt zu einer solchen Untersuchung, bevor Sie sich mit Allergietests auf Nahrungsmittel und Chemikalien befassen.

Streng genommen sind Fasten und Tests auf Allergene keine Do-it-yourself-Verfahren. In den ersten Fasttagen können sehr schwere Entzugserscheinungen mit einschneidenden, vor allem psychischen Symptomen, wie akute Depression und Menschenscheu, auftreten; auch die Testreaktionen selbst erfordern manchmal ärztliche Hilfe. Außerdem braucht man für die Auswahl der zu testenden Nahrungsmittel Spezialkenntnisse über die Herkunft und die Methoden der landwirtschaftlichen und industriellen Behandlung, die nur ein Arzt hat, der sich für das Gebiet interessiert.

Ein wichtiger Punkt ist noch zu beachten, nämlich, daß *jeder* mit einer allergischen Anlage *potentiell* allergisch gegen *alles* ist, wenn er es oft genug ißt oder trinkt. Wenn Sie also einen Speiseplan »sicherer« Speisen für sich ausarbeiten, wiederholen Sie einen Bestandteil nicht öfter als einmal in drei Tagen. Seien Sie auf der Hut, wenn Sie merken, daß Sie ein »sicheres« Nahrungsmittel immer öfter zu sich nehmen. Sie können dagegen allergisch werden und es deshalb suchtmäßig essen. Wenn die Allergie sich einmal etabliert hat, dann bekommen Sie ein steigendes süchtiges Verlangen nach diesem Nahrungsmittel. Wenn Sie es dann weglassen, haben Sie ein bis zwei Tage lang einen Kater (hangover). Es sei jedoch gesagt, daß es Leute gibt (ohne allergische Veranlagung), die das gleiche Tag für Tag essen können und niemals allergisch bzw. süchtig werden. Wenn Sie über die Verträglichkeit einer Speise im Zweifel sind, lassen Sie sie weg. Später, nach mehr als fünf Tagen, essen Sie sie wieder, in Form eines Tests, und beobachten, ob sie Ihnen Beschwerden macht.

Wenn Sie sich schließlich immer noch nicht gesund fühlen, obwohl Sie nach Ihrer verträglichen Diät leben, sollten Sie Ihren Verdacht auf eine Chemikalien-Allergie gegen bestimmte Stoffe in Ihrem Haus oder an Ihrem Arbeitsplatz richten: auf die Abgase und Dämpfe von Heizöfen, Gasherden, Motorfahrzeugen, Plastikmöbeln, synthetischen Textilien oder – am häufigsten von allen allergieauslösend – auf die Treibgase in Spraydosen. Eine meiner neuesten Patientinnen ist, wie sich herausstellte, extrem empfindlich gegen alle Arten von Aerosol-Sprays – Parfüms, Deodorants, Raumsprays. Einige wenige Atemzüge davon lassen sie die Kontrolle über ihre Muskeln verlieren und rufen einen juckenden Hautausschlag am ganzen Körper hervor. Industriell hergestellte Nahrungsmittel mit ihrem hohen Anteil an chemischen Zusätzen haben die gleichen bösen Wirkungen; sie hat jedoch überraschend wenige Allergien auf chemisch unbehandelte Nahrungsmittel.

Es kann notwendig werden, daß Sie aufs Land gehen, wo es keine Sprays und kein Gas gibt, und dort eine Woche nach Ihrer Diät leben, um herauszufinden, ob für Ihre Krankheitserscheinungen eine Allergie gegen einen chemischen Bestandteil der Luft in Ihrer Wohnung verantwortlich ist.

Früher oder später werden die Regierungen eingreifen *müssen,* um der immer schnelleren Entwicklung einer schädlichen chemischen Umwelt Einhalt zu gebieten. Wenn jetzt nichts Wirksames geschieht, um den Zusammenbruch der Anpassungskräfte zu verhindern, der immer mehr Menschen im Westen ergreift, dann werden wir den Punkt ohne Umkehr erreichen, und der Untergang unserer komplizierten, verseuchten, verantwortungslosen Gesellschaft wird nicht mehr aufzuhalten sein.

Nachwort der Übersetzerin

Die Begegnung mit diesem Buch (in seiner englischen Originalform) war für mich und meinen Mann ein schicksalhafter Zufall. Wir fanden es beim Schmökern in einer Londoner Buchhandlung. Am selben Tag noch lasen wir es ganz durch, und am nächsten Morgen rief ich den Autor an, um ihm zu danken. Das Buch hatte uns eine Reihe von schweren gesundheitlichen Problemen, mit denen wir fast lebenslang zu kämpfen hatten, in einem völlig neuen Licht gezeigt, und zugleich eine verblüffend einfache Möglichkeit der Lösung.

Als Biologin entschloß ich mich sofort zum Experiment. Ich begann mit einer (ziemlich summarischen) Eliminierungsdiät (ohne raffinierte Kohlenhydrate, Konserven, Kaffee). Nach einer Woche war eine bemerkenswerte Veränderung mit mir vorgegangen. Zum ersten Mal seit fast 20 Jahren konnte ich frisch und munter vom Frühstückstisch aufstehen, ohne vorher ein Kreislaufmittel genommen zu haben! Müdigkeit, Kopfweh und Depressionen waren verschwunden, ich fühlte mich wie neugeboren. Mein Mann schloß sich der Diät an und wurde so seine Migräneanfälle los. Spätere Tests zeigten tatsächlich bei uns beiden extreme Empfindlichkeit gegen raffinierte Kohlenhydrate, Zucker, Kaffee u.a.m. Die Besserung unseres Befindens hat bis heute angehalten, doch jede »Sünde« zeigt sich in einer meist sofortigen Reaktion. Eine interessante Erfahrung möchte ich den Lesern dieses Buches nicht vorenthalten: Nachdem die Nahrungsmittelallergie »demaskiert« und durch Diät ausgeschaltet ist, haben Alkohol und Nikotin keine anregende Wirkung mehr, sondern rufen sofort Kopfweh und Übelkeit hervor (ganz im Einklang mit den Aussagen dieses Buches über die »Demaskierung« und Rückkehr zum Alarmstadium). Ich wage deshalb folgende Behauptung: Die Abhängigkeit von Alkohol, Nikotin, vielleicht auch von »harten« Rauschgiften, ist in den meisten Fällen an eine Nahrungsmittelsucht (z.B. Kohlenhydrat-, Kaffeesucht) gekoppelt. Man pflegt dabei jeweils den

»Kater« des einen Suchtmittels mit dem anderen Suchtmittel zu vertreiben. Die Süchte können auch alternierend auftreten: Starke Raucher, die gerade mit dem Rauchen aufgehört haben, verfallen oft dem hemmungslosen Konsum von Süßigkeiten. Die unerwünschte Gewichtszunahme »zwingt« sie dann, wieder mit dem Rauchen anzufangen. Um die Abhängigkeit von Drogen aller Art *dauerhaft* zu heilen, muß man – meiner Meinung nach – auch jede Form von Nahrungsmittelsucht ausschließen. Und nicht nur diese: Auch Allergien gegen Abgase und Chemikalien mit ihren störenden Symptomen lassen den Süchtigen immer wieder zu seinem »Tröster« greifen. Sicher haben Sie schon beobachtet (vielleicht bei sich selbst), daß Autofahrer in einem Verkehrsstau öfter als sonst zur Zigarette greifen, nicht nur wegen der Nervenanspannung, sondern auch, um die unangenehmen Wirkungen der konzentrierten Auspuffgase zu übertönen. Für die gegenseitige Abhängigkeit der Süchte und Allergien findet der Leser in diesem Buch zahlreiche Beispiele (Joe, der Lösungsmittel-Schnüffler, wird zum Biersäufer; Joanna D., kaffeesüchtig, ist zugleich starke Raucherin usw.).

Die Bedeutung dieses Buches liegt in dem (für Schulmedizin und Psychiatrie) neuen und umfassenden Konzept, das viele der »Zivilisationskrankheiten« und die meisten »psychosomatischen« Leiden auf *einen* Grundprozeß, das spezifische Anpassungssyndrom, zurückführt. Dieses Konzept wird den meisten Medizinern und Laien zu kühn und zu summarisch erscheinen. Was haben schließlich Bluthochdruck und Verhaltensstörungen, Depression und allergischer Schnupfen auf den ersten Blick miteinander zu tun? Doch die praktischen Erfolge geben der Auffassung des Autors offensichtlich recht. So »einfach« wie der Grundprozeß ist auch die Behandlung: Meide das Allergen, und du wirst gesund. Medizin und pharmazeutische Industrie bemühen sich, Verfahren und Medikamente in erster Linie zur Linderung von Symptomen zu entwickeln und nicht zuletzt teuer zu verkaufen. In vielen Fällen wäre es einfacher, billiger und erfolgreicher, die wahren Ursachen der Gesundheitsstörung herauszufinden und auszuschließen, anstatt noch obendrein den Patienten mit Medikamenten vollzustopfen, die ihrerseits fatale Nebenwirkungen haben können. Beim Nachdenken über die Aussagen dieses Buches geht einem erst auf, welches Mißverhältnis zwischen dem Aufwand der medizinischen Industrie und dem Heilungserfolg bei einer großen Zahl weitverbreiteter Erkrankungen besteht, und wie groß andererseits der Kontrast ist zwischen diesem Aufwand und den vergleichsweise bescheidenen Mitteln zur Diagnose und Heilung einer Nahrungsmittel- und Chemikalienallergie.

Auf seiten des Patienten wirkt sich dieses Mißverhältnis nicht selten tragisch aus, zum Beispiel bei Colitis ulcerosa. Viele der Kolitiskranken, jahrelang von blutigen Durchfällen gepeinigt und entkräftet, landen schließlich unter dem Messer des Chirurgen und bekommen einen Anus praeter »verpaßt«, weil die Schulmedizin dieser Krankheit gegenüber bis heute ratlos ist. Man bedenke, daß sich dieses grausame Schicksal (das ich bei zwei früheren Bekannten aus eigener Anschauung kennengelernt habe) in vielen Fällen einfach dadurch abwenden läßt, daß der Kranke Kuhmilch und Milchprodukte meidet!

Schizophrenie und andere »Geistes«-Krankheiten machen den Kranken zum Ausgestoßenen, den man hinter Schloß und Riegel verwahren muß. Es gibt Beweise (s. S. 117ff), daß auch bei diesen Erkrankungen die Empfindlichkeit gegen bestimmte Nahrungsmittel eine ursächliche Rolle spielt und daß zumindest in einem Teil der Fälle eine einfache gliadinfreie Diät Besserung oder sogar Heilung bringen kann.

Eines sollte man beachten: Der Autor behauptet *nicht*, für *alle* psychischen und psychosomatischen Erkrankungen ein Allheilmittel zu haben. Es gibt sehr wohl »echte« psychische und psychosomatische Leiden, die durch seelische Konflikte mit der Umwelt und den Mitmenschen ausgelöst werden. Doch seelischer Streß ist leichter zu ertragen, wenn nicht zusätzlich eine Allergie an der Anpassungskraft des Patienten zehrt. Andererseits entstehen gerade psychische Konflikte mit der Umwelt oft aus der Allergie, die den von ihr Betroffenen menschenscheu, mürrisch, furchtsam, aber auch ungewöhnlich aggressiv machen kann. Gesunde Mitmenschen haben (meiner Erfahrung nach) meist wenig Verständnis für das oft seltsame Verhalten eines Allergikers und für die inneren Zwänge, denen er unterliegt.

In diese Kategorie gehören auch die Verhaltensstörungen bei Kindern, die für die Betroffenen und ihre Eltern und Erzieher heute immer mehr zum Problem werden. Neben der unbestrittenen psychischen Komponente spielen dabei ganz sicher auch Ernährungsgewohnheiten eine fatale Rolle, vor allem die grassierende Süßigkeitensucht der Kinder. Welche Mutter nimmt sich heute noch die Zeit (und kann es sich leisten), ein Familienmenü aus pestizidfreiem, vielleicht sogar selbst angebautem Gemüse und anderen, sorgfältig ausgesuchten Nahrungsmitteln zuzubereiten? Billiger und schneller geht es mit Konserven, Fertiggerichten, Tiefkühlkost, mit gezuckerten, gefärbten Limonaden, Keksen und Süßigkeiten als Ersatz für eine anständige Mahlzeit. Es wird wohl noch eine Zeitlang dauern, bis uns allen zum Bewußtsein kommt, wie teuer wir für diese Bequemlichkeit werden bezahlen müssen, und daß die verantwortungslose »Abfütterung« unserer Kinder mit industriell produzierten Nahrungsmitteln, die diesen Namen nicht mehr verdienen, bei unseren Nachfolgegenerationen zur gesundheitlichen Katastrophe führen muß.

Bei der (inzwischen allgegenwärtigen) chemischen Umweltverseuchung muß man verschiedene Wirkungen unterscheiden: Erstens die *Giftwirkung* bestimmter Substanzen (z.B. von Blei und anderen Schwermetallen, von Kohlenmonoxid usw.), zweitens die mögliche *mutagene* bzw. *krebserregende* Wirkung (z.B. von Benzpyren in Rauch und Autoabgasen, von Nitrosaminen in Nahrungsmitteln) und drittens die *allergieauslösende* Wirkung. Diese drei sind im großen und ganzen gut voneinander zu trennen, in Grenzbereichen überschneiden sie sich. Es gibt Substanzen, für die alle drei Wirkungen wahrscheinlich sind. Im Gegensatz zu den beiden andern wurde die *allergene* Wirkung chemischer Stoffe von der Schulmedizin noch nicht genügend zur Kenntnis genommen, aus zwei Gründen: Erstens ist es schwierig, sie im Tierversuch darzustellen und zu erforschen, zweitens ist sie *individuell*. Was bei einem Menschen ein schweres Leiden auslöst, kann für den andern völlig harmlos sein. Das betrifft nicht nur die Qualität, sondern auch die Quantität der fraglichen Substanzen. Im Extremfall kann ein Allergiker auf chemisch kaum nachweisbare Spuren seines Allergens reagieren.

Allergie gegen eine bestimmte Substanz (z.B. eine Chemikalie in der Umwelt) betrifft zunächst immer nur besonders sensible Einzelpersonen. Wenn jedoch die ganze Bevölkerung über längere Zeiträume dieser Chemikalie ausgesetzt ist, dann wächst die Wahrscheinlichkeit, daß sich bei immer mehr allergisch veranlagten Personen (die in zivilisierten Ländern wahrscheinlich etwa 80% der Bevölkerung ausmachen, s. S. 25!) Allergien gegen diese Substanz entwickeln; der allgemeine Gesundheitszustand wird sich zunehmend verschlechtern. Dabei braucht die Konzentration der Substanz die Toleranzschwelle für Vergiftung noch längst nicht erreicht haben. Gerade relativ ungiftige Chemikalien, mit denen wir umso sorgloser umgehen, je mehr wir von ihrer »Harmlosigkeit« überzeugt sind, bilden deshalb die wahrscheinlich gefährlichsten potentiellen Allergene (Beispiele: Treibgase in Spraydosen, Kunststoffe und -fasern, Konservierungsstoffe in Nahrungsmitteln, Aromastoffe, Lösungsmittel usw.) Die mögliche allergene Wirkung einer Substanz ist keineswegs abhängig von ihrer Toxizität!

Wenn wir uns ins Gedächtnis rufen, wie einschneidend die Symptome der Allergie sein können und daß der Prozeß des spezifischen Anpassungssyndroms schließlich zum Stadium der Erschöpfung und zum physischen und seelischen Zusammenbruch des Kranken führt, dann sollten wir vor den Folgen unseres verantwortungslosen Herumhantierens mit Chemikalien eigentlich erschrecken. Wir vergiften uns nicht nur, wir schaffen auch eine Umwelt, in der der Allergiker den Ursachen seiner Krankheit bald nicht mehr wird entfliehen können. Wenn wir nicht umdenken lernen, sondern weiterwursteln und -panschen wie bisher, werden spätestens unsere Enkel ein Volk von Frührentnern sein (wenn man das Ganze allein unter dem Gesichtspunkt der Allergie betrachtet)!

Einige Aussagen in diesem Buch werden mit Sicherheit auf Widerspruch stoßen, zum Beispiel das Konzept der »Steinzeit-Diät«. Bis heute betrachtet die Schulmedizin den Verzehr tierischer Fette (mit hohem Cholesteringehalt und vorwiegend gesättigten Fettsäuren) als Hauptursache der Arteriosklerose und des Herzinfarkts. Doch diese Theorie blieb nicht unwidersprochen. Naturvölker, die sich fast ausschließlich von tierischem Fett und Protein ernähren, wie einige noch »unzivilisierte« Eskimogruppen oder die Massai in Ostafrika, die nur von Milch, Blut und Fleisch ihrer Rinder leben, kennen weder Bluthochdruck, noch Arteriosklerose noch Herzinfarkt; ihr Blutfett- und Cholesterinspiegel ist ungewöhnlich niedrig. Fettsucht, Diabetes und Karies kommen bei ihnen praktisch nicht vor. Untersuchungen deuten darauf hin, daß es bei den Eskimos auch keinen Krebs gab, solange sie sich noch nicht von »Zivilisationskost« ernährten. Dr. *Wolfgang Lutz* schreibt darüber ausführlich in seinem Buch »Leben ohne Brot« (Selecta-Verlag, Planegg b. München, 1975, 5. neubearbeitete Auflage). Er berichtet außerdem über seine Versuche mit Hühnern. Diese Tiere können im Alter eine Form von Arteriosklerose entwickeln, die der des Menschen sehr ähnlich ist. Zwei Gruppen von Hühnern wurden drei Jahre lang gefüttert, die eine Gruppe mit tierischem Fett und Protein, die andere mit Getreide; die Nahrungsmenge wurde nicht begrenzt. Nach dem Schlachten zeigte sich, daß die »Fett-Protein«-Hühner nur in wenigen Fällen leichte arteriosklerotische Erscheinungen entwickelt hatten, im Gegensatz zu den »Kohlenhydrat«-Hühnern, bei denen man durchwegs starke Ablagerungen von Cholesterin und Lipiden in der großen Körperschlagader fand. Die »Kohlenhydrat«-Hühner hatten viel Fettgewebe, aber wenig Muskelfleisch entwickelt, die »Fett-Protein»-Gruppe dagegen hauptsächlich festes Muskelfleisch.

Beim Zusammenrechnen der von den Tieren freiwillig aufgenommenen Nahrung stellte sich außerdem heraus, daß die »Kohlenhydrat«-Hühner pro Tag etwa doppelt soviel Nahrungskalorien verzehrt hatten, als die Tiere der Vergleichsgruppe. Das bedeutet, daß Fett- und Proteinkost (»Eskimo-Diät«) Nahrungskalorien einsparen hilft. Diese Beobachtung kann jeder machen, der sich einige Zeit kohlenhydratarm ernährt hat. Der ständige Appetit nach etwas Eßbarem, der für den Kohlenhydratsüchtigen so typisch ist, läßt merklich nach. Ich kann aus eigener Erfahrung berichten, daß ich gesättigt und zufrieden vom Mittagstisch aufstehe und bis zum Abend ohne Essen durchhalte, wenn ich ein Stück Fleisch oder Fisch mit Gemüse (mehlfrei zubereitet!) und Salat gegessen habe. Früher dagegen, als ich noch zusätzlich einen Berg Spaghetti oder Reis verzehrte (das Stück Fleisch war keineswegs kleiner!), hatte ich schon zwei, drei Stunden später einen Anfall von Heißhunger und »machte schlapp«. (Es muß betont werden, daß bei der kohlenhydratarmen Diät ein hoher Fettanteil unbedingt notwendig ist; reine Proteinkost, z.B. ausschließlich mageres Fleisch, führt zu schweren Gesundheitsstörungen.)

Die möglichen gesundheitsschädlichen Wirkungen der Getreideprodukte haben verschiedene Ursachen:

Erstens kann das *Gliadin* des Klebereiweißes bei dafür empfindlichen Personen Darmstörungen und Zöliakie, wahrscheinlich sogar Störungen des Gehirnstoffwechsels (Schizophrenie, Epilepsie) hervorrufen. Mais enthält übrigens kein Gliadin.

Zweitens können *andere,* natürlicherweise im Getreidekorn vorkommende *Substanzen* allergen wirken (getreideempfindliche Personen reagieren oft auch allergisch auf Destillationsprodukte aus Getreide, wie Whisky und Kornbranntwein, während z.B. echter Weinbrand ihnen keinen Schaden tut).

Drittens wirken die *Kohlenhydrate* (Stärke und Zucker) bei reichlichem Verzehr ungünstig auf den Blutzuckerspiegel, den Blutfettspiegel, die Ausschüttung der Hormone Insulin und Cortisol und die Tätigkeit der Hypophyse. Die Folgen können, nach *Lutz,* u.a. Diabetes, Fettleibigkeit, Bluthochdruck, Hyperlipidämie und Arteriosklerose sein.

Viertens können die zahlreichen *chemischen Zusätze* zu raffinierten Kohlenhydraten, die Mehlbleichungsmittel, Konservierungsstoffe, Gifte gegen Insektenfraß und nicht zuletzt die Rückstände der beim Anbau verwendeten Pestizide Allergien auslösen; diese Stoffe können u.U. auch giftig bzw. krebserregend wirken. Man sieht, die Bitte ums »tägliche Brot« ist nicht ganz unproblematisch, besonders heute.

Allergien sind weitverbreitete Leiden, die durch Bestandteile unserer physikalisch-chemischen Umwelt, einschließlich unserer Nahrungsmittel, ausgelöst werden können. Sie sind deshalb so heimtückisch, weil sie in »maskierter« Form regelmäßig unerkannt bleiben, und weil ihre Ursachen und ihre Symptome hundert Gesichter haben.

Nachwort der Übersetzerin

Der durchschnittliche Arzt steht heute noch dieser proteushaften Krankheit rat- und verständnislos gegenüber, weil es ihm an Informationen darüber mangelt. Dem kann das vorliegende Buch abhelfen.

Mir selbst hat die Allergie mindestens 15 Jahre lang einen Großteil der Lebensfreude und Arbeitskraft geraubt; sie hat mein berufliches Vorwärtskommen behindert und die Beziehungen zu meinen Mitmenschen belastet. Ich bin sicher, daß großes seelisches und körperliches Leid, viele Selbstmorde in Depression verhindert werden könnten, wenn Bevölkerung und Ärzteschaft über die Tatsachen der Nahrungsmittel- und Chemikalienallergie aufgeklärt wären. Aus diesem Grunde habe ich das vorliegende Buch nach Deutschland gebracht und übersetzt. Ich war so glücklich, im Paracelsus-Verlag einen Publizisten voll Verständnis und Interesse zu finden.

Winden im Elztal, den 21. März 1979
Anne Calatin

Literatur

Adolph, E.F., »General and specific characteristics of physiological adaptations«, *American Journal of Physiology, 184,* 1956, pp 18-28

Andresen, A.F.R., »Ulcerative colitis - an allergic phenomenon«, *American Journal of Digestive Disease, 9,* 91-8

Banting, William, *On Corpulence,* Harrison, London, 1864

Brown, E.A. and Colombo, N.J., »The asthmathogenic effects of odors, smells and fumes«, *Annals of Allergy, 12,* 1954, pp 14-24

Cannon, Walter B., *The Wisdom of the Body,* Kegan Paul, London, 1932

Clark, Harry G. and Randolph, T.G., »Sodium bicarbonate in the treatment of allergic conditions«, *Journal of Laboratory and Clinical Medicine, 44,* 1954, p 914

Coca, A.F., *Familial Nonreaginic Food-Allergy,* Charles C. Thomas, Springfield, Illinois and Blackwell Scientific Publications, Oxford, 1942

Dicke, W.K., »Coelike«, MD Thesis, University of Utrecht, 1950

Dicke, W.K., van de Kamer, J.H. and Weijers, H.A., »Coeliac disease: presence in wheat of factor having deleterious effect in cases of coeliac disease«, *Acta Pediatrica, 42,* January 1953, pp 223-31

Dohan, F.C., »Cereals and schizophrenia«, *Acta Psychiatrica Scandinavica, 42,* 1966, pp 125-52; »Wartime changes in admissions for schizophrenia«, *ibid* pp 1-23

Dohan, F.C., Grasberger, J.C., Lowell, F.M. et al., »Relapsed schizophrenics: more rapid improvement on a milk-and cereal-free diet«, *British Journal of Psychiatry, 15,* May 1969, pp 595-6

Donaldson, B., *Strong Medicine,* Cassell, London and Doubleday, New York, 1962

Duke, W.W., *Allergy, Asthma, Hay Fever and Allied Manifestations of Reactions,* C.V. Mosby, St Louis, 1925

Feingold, Ben, *Why Your Child is Hyperactive,* Random House, New York, 1975

Fry, John, *Common Diseases - Their Nature, Incidence and Care,* Medical&Technical Publications Ltd, Lancaster, 1974

Haeckel, E., *Generelle Morphologie der Organismen,* G. Reimer, Berlin, 1866

Hare, F.W.E., *The Food Factor in Disease,* 2 vols, Longmans, London and New York, 1905

The Genuine Works of Hippocrates, trans. Francis Adams, Williams and Wilkins Co, Baltimore, 1939

Kwok, Robert, »The Chinese restaurant syndrome«, *New England Journal of Medicine, 278,* 14, 1968, p 796

McEwen, L.M., »Systemic manifestations of hypersensitivity to foods«, *Allergologia et Immunopathologia,* Supp. 1, 91, 1973

Mackarness, Richard, »Stone-Age diet for functional disorders«, *Medical World, 91,* 1959, pp 14-19

Mackarness, Richard, *Eat Fat and Grow Slim,* Harvill Press, London, 1958 and Fontana, 1961

Piness, G. and Miller, H., »Allergic manifestations in infancy and childhood«, *Archives of Pediatrics, 42,* 1925, pp 557-62

Pirquet, Clemens von, »Allergie«, *Münchener Med. Wochenschrift, 53,* 1906, p. 1457

Randolph, T.G., »Concepts of food allergy important in specific diagnosis«, *Journal of Allergy, 21,* 1950, pp 471-7

Randolph, T.G., Rinkel, H.J. and Zeller, M., *Food Allergy,* Charles C. Thomas, Springfield, Illinois, 1951

Randolph, T.G., *Human Ecology and Susceptibility to the Chemical Environment,* Charles C. Thomas, Springfield, Illinois, 1962

Rinkel, H.J., »Role of food allergy in internal medicine«, *Annals of Allergy, 2,* 1944, pp 115-24

Rinkel, H.J., »The management of clinical allergy« parts i-iv, *Archives of Otolaryngology, 76, 77,* December 1962-March 1963

Rowe, A.H., *Food Allergy, Its Manifestations, Diagnosis and Treatment, with a General Discussion of Bronchial Asthma,* Lea&Febiger, Philadelphia, 1931

Rowe, A.H., *Clinical Allergy,* Baillière, Tindal&Cox, London, 1937

Rowe, A.H., *Elimination Diets and the Patient's Allergies,* Henry Kimpton, London, 1944

Selye, H., »A syndrome produced by diverse nocuous agents«, *Nature, 138,* 1936, p 32

Selye, H., »The general adaption syndrome and the diseases of adaptation«, *American Journal of Allergy, 17,* 1946

Selye, H., *The Stress of Life,* Longmans Green&Co, London, 1957

Shannon, W.R., »Neuropathic manifestations in infants and children as a result of anaphylactic reaction to foods contained in their dietary«, *American Journal of Diseases of Children, 24,* 1922, pp 89-94

Truelove, S.C., »Ulcerative colitis provoked by milk«, *British Medical Journal, 1,* 1961, pp 154-65

Stichwortverzeichnis

Abgase 48, 68, 70 (Fußnote), 109, 139f.
Abschalten allergischer Reaktionen 128ff.
ACTH 52
Adams, Dr. F. 12
Adolph, Prof. E. F. 54
Adrenalin 49f.
Aerosol-Sprays 140
Aggression, aggressiv 18
Alkohol 64ff., 68, 109, 127, 138
Allergie
 Chemikalien- 36f., 69ff., 90, 126f., 131, 139
 Definition der 24ff., 133
 erbliche Neigung zu 25, 75
 maskierte 58ff., 92, 101ff., 108, 123ff., 127, 135
 Nahrungsmittel- 37, 75, 85, 90, 101, 109, 121, 124ff., 133
 Suchtmoment in der, s. Sucht
 Symptome der 77ff., 138
 Zielorgane der 74, 75
 - und emotionale Faktoren 76ff.
 - und Infektionsanfälligkeit 82ff.
Andresen, A. F. R. 121, 122
anginöse Schmerzen 79
Angst 80, 107, 138
Anpassung 40ff., spezifische A. 73, 76f., 103f.
Anpassungssyndrom, allgemeines 53ff., 67, 103, 135
Antibiotica, Allergie gegen 83
Antidepressiva 15, 137
Antigen-Antikörper-Reaktion 25
Antihistamine 136
Arterienkrämpfe 79

Arthralgie (Gelenkschmerzen) 80, 138
Arthritis 80
Aspirin, Allergie gegen 79
Asthma 26, 31, 78, 82f., 114, 134, 137, 138
Auslese, natürliche 43ff.

Banting, Sir Frederick 48
Banting, William 56f.
Bells Lähmung 81
Bier, Allergie gegen 65f., 131
Bindehautentzündung (Konjunctivitis) 78
Blähungen 28ff., 138
Blasenkatarrh 80, 82, 138
Bleuler, Eugen 117
Blutdruck, hoher 14, 31, 79, 112f., 132, wechselnder 82
Bronchitis 78, 82f.
Brot 30f., 33f., 64, 101, 126
Brown, E. A. 70 (Fußnote)

Cannon, Prof. W. B. 49ff.
Chemikalien-Allergie s. Allergie
Chinarestaurant-Syndrom (*Kwoks* Übel) 35
Clark, Harry G. 93f.
Coca, Arthur 21, 63, 127
Cocas Pulstest 63, 91
Colitis s. Kolitis
Colitis ulcerosa 10, 32, 58, 79, 82, 120ff.
Colombo, N. J. 70 (Fußnote)
Cortison 50ff.
Crohn, Morbus 26, 86

Darwin, Charles 39, 43, 44
degenerative Erkrankungen 48, 132
Delirium tremens 68
Depression, depressiv 18, 21, 38, 55, 56,
  62, 80, 91, 106, 107, 138
Desensibilisierung 107, 108
Diät
  Eskimo- 112
  getreidelose 112
  gliadin- bzw. glutenfreie 119f.
  kohlenhydratarme 114
  präcereale 117
  Steinzeit- 27, 36, 114ff., 133
Dicke, Dr. W. K. 119
Dohan, Dr. F. C. 118
Donaldson, Dr. Blake 12, 86, 112, 114ff.
Doppelblindversuch 23, 92,
  Durchführung 94f.
Drogensucht 138
Duke, Dr. W. 74, 134
Durchfall 79, 82
Dyspepsie 58, 79

Eier, Allergie gegen 59f., 62, 84f., 91,
  98, 102, 131, 134
Ekzem 78, 81
Eliminierungsdiät 21, 26, 30, 36, 57, 131
emotionale Störungen 13ff.
endokrines System 41
Epilepsie 75
Eßtest, individueller 21f., 91ff., 68f.
Evolution 39, 45ff.

Fasten 21, 62, 88, 108, 124f.
Feingold, Ben 79
Fettleibigkeit (Übergewicht) 31, 87, 89,
  90, 111ff.
Fleming, Sir Alexander 48, 137
Frédéricq, Léon 51
Freud, Sigmund 134
Fry, Dr. John 12, 13f., 37f.
Fußpilz 81

Gee, Dr. Samuel 119
getreidelose Diät s. Diät
gliadinfreie Diät s. Diät

Halluzinationen 24, 81, 138
Hangover s. Katersymptome
Hare, Francis 57
Harvey, William 56
Hauttest 25, 107
Herzinfarkt 132
Herzklopfen, Herzjagen (Tachykardie)
  77, 90, 138
Heuschnupfen 78, 82, 137, 138
Hippokrates 21, 50
Homoiostasis 50
Hormonstörungen 81
Hysterie 18, 19

iatrogene Krankheiten 13
Illich, Ivan 13f., 132f.
Immunität 25
Impfung 25, 137
Impotenz 80, 138
Infektion 25, 38, 73, 132f., 139

Kaffee (Pulverkaffee), Allergie gegen
  89, 92, 106, 131
Karboholiker 64
Katarrh 59, 138
Katersymptome (Entzugs-
  erscheinungen) 65, 67f., 101, 104f., 139
Kennedy, Foster 76
Khan, Dr. Ali 17, 19
Kohlenhydrate 33, 40f., 65, 112f., 117f.
Kolitis 79, 82
Kopfweh 21, 59, 67, 80, 86, 110, 114, 130,
  134, 138
Krämpfe 80, 82, 90
Kwok, Dr. Robert 35, *Kwoks* Übel 35

Lawson, Dr. Ray 111f.
Lebensmittelzusätze 71f.
Leukotomie (chirurgische Durchtrennung von Nervenbahnen zwischen dem Stirnhirn und den anderen Hirnteilen) 20, 87
Lösungsmittel, Allergie gegen 64, 66
Luftverschmutzung 70
Lutz, Dr. Wolfgang 41 (Fußnote)
Lyon, Dr. John 20f., 22f.

MacDowell, Prof. R.J.S. 50 (Fußnote)
McEwen, Dr. L. 137
Mackenzie, Sir James 73
Magengeschwür 79, 82, 138
Mandell, Dr. Marshall 10
Maskierung s. Allergie, maskierte
Menière, Prosper 32 (Fußnote);
  Menièresche Krankheit 32, 82
Menstruationsbeschwerden 28, 81, 82, 138
Migräne 58, 76, 80, 138
Milch, Allergie gegen 84f., 131, 134, 135
- und Colitis ulcerosa 120ff.
Müdigkeit 21, 31, 59, 62, 77, 82, 109, 138
Muskelrheumatismus (Fibrositis) 82, 138
Mutation 43ff.

Nahrungsmittel-Allergie s. Allergie
Nahrungsmittelsucht 67, 89, 109, 135f., 138, 139
Natriumglutamat 35
Nesselsucht 78, 82, 138
Neuralgie 80
neuritische Schmerzen 81
Neurose 80

Ödem (Gewebsschwellung) 52, 81, 105, 108, 115, 138
Ohrenklingen 80

Pasteur, Louis 48
Penfield, Wilder 75
Penicillin, Allergie gegen 79
Pennington, Dr. Alfred 112
Pestizide 71f.
Pirquet, Clemens von 24f.
Pollen, Allergie gegen 26, 68, 82, 109
psychosomatische Krankheiten 27, 35f., 38, 77
Puls, abnormer 79, 138; Pulstest s. Cocas Pulstest

Randolph, Dr. T. 21, 27,63f., 93, 105, 127, 135
Rauchen 90, 94, 101, 109, 131
Richet, Charles R. 51
Rinkel, Dr. H. 21, 58ff., 63, 64, 68f., 83, 102, 135
Rowe, Dr. A. 21, 26f., 57f., 63, 73, 85, 127, 133, 134f.

Scheidenausfluß 80, 82
Schick, Dr. Béla 24
Schinkenspeck, Allergie gegen 91, 103
Schizophrenie 18, 81, 117ff.
Schlaflosigkeit 107
Schnupfen 21, 62, 78, 83
Schokolade, Allergie gegen 92, 95, 131
Schuldgefühle 22, 62
Schuppenflechte 81
Schwindel 80, 82, 138
Schwitzen, übermäßiges 77, 81, 90, 138
Selye, Prof. Hans 12, 42, 48ff., 64, 103, 104, 135
Shannon, Prof. W.R. 26 (Fußnote), 57, 134
somatopsychische Krankheiten 38
Steinzeitdiät s. Diät
Streß 42, 48ff.
Sucht 24, 38, 64f., 68, 89
Süßigkeiten 36, 127

Tabak, Allergie gegen 67, 68, 90, 131
Tee, schwarzer, Allergie gegen 108, 131
Thorpe, Dr. George L. 12, 113f.
Tic douloureux 81
Truelove, Prof. S.C. 10, 58, 120ff.

Umwelt 39, 45
umweltbedingte Erkrankung 37
Unfallschock 52
Unterzungen-Tropftest 127ff.
Urticaria s. Nesselsucht

Valéry-Radot, Prof. 26
Valium 22
Vasovagale Anfälle 80
Verhaltensstörungen 80, 132
Verstopfung 79, 82, 90
Verwirrung, geistige 18, 105
  (Diagramm)

Weizen, Allergie gegen 31, 34, 57, 58, 75, 108, 134
Wright, Sir Almroth 137

Zeller, M. 64
Zöliakie 118ff.

Schlank mit Vernunft
Kostvorschläge für 6 Wochen und Gymnastikanleitungen
Von Dr. M. HEIDE
120 Seiten, 37 Abbildungen, kartoniert DM 14,80

Allmählich sehen immer mehr Menschen ein, daß viele Erkrankungen durch ein unvernünftiges und gesundheitswidriges Verhalten entstehen. Sind unsere Lebens- und Eßgewohnheiten falsch? Wie werden die Folgen einer Fehlernährung sicher vermieden? Was bedeutet Übergewicht, und wie kann man eine Gewichtszunahme wirksam vermeiden? Auf diese und auf viele andere Fragen soll das Buch eine verständliche und richtige Antwort geben.

Altern will gelernt sein
Von Dr. H. BUSSE
100 Seiten, 2 Blatt vierfarbige Tafeln, kartoniert DM 14,20

Nur allzu oft muß man beobachten, daß viele alte Menschen entscheidende Fehler in der Gestaltung ihres Alters machen, die den Gewinn zwischen den Fingern zerrinnen lassen, die vermeidbare Unbilden und Belästigungen erzeugen. Der Autor erteilt den Senioren als erfahrener Hausarzt wertvolle Ratschläge über die Gestaltung der Freizeit, körperliche Aktivität, zweckmäßige Ernährung und sinnvollen Umgang mit den verbliebenen Kräften.

Mineralstoffe und Spurenelemente
– nötig für unsere Gesundheit!
Von H. SCHOLZ
196 Seiten, kartoniert DM 24,-

Die ausreichende Versorgung mit Mineralstoffen (Mengen- und Spurenelemente) ist für den Organismus von größter Bedeutung, sie sind ebenso lebenswichtig wie die Vitamine. Das Buch zeigt in verständlicher Weise auf, welche Funktionen diese Elemente im Körper entfalten, wie die Gesundheit durch mineralstoffreiche Nahrung erhalten wird, wie man sich vor Mineralstoffverlusten schützt und welche Gefahren von toxischen Spurenelementen ausgehen.

PARACELSUS VERLAG STUTTGART

Gesund leben – aber wie?
Ernährung, Körpertraining, Abhärtung, Heilpflanzenschutz, Vorsorge, seelische Zufriedenheit
Von Dr. H. ANEMUELLER
2. Auflage, 200 Seiten, 13 Abbildungen und 4 Farbtafeln, kartoniert DM 24,–

Ein probates Rezept zur Beseitigung der Misere im Gesundheitswesen vorzustellen, ist bisher weder Medizinern noch Gesundheitspolitikern gelungen. Die Ursachen für die so verbreiteten »Zeitkrankheiten« liegen nämlich darin, daß wir unvernünftig leben und uns falsch ernähren. Nötig wäre ein »neues Lebensprogramm«. Der Autor zeigt, wie der auf die Bedürfnisse der modernen Präventivmedizin und Gesundheitspolitik zugeschnittene Lebensplan aussehen sollte. Dr. Anemueller hat damit ein Lehrbuch verfaßt, für alle, die sich beruflich und persönlich mit der Problematik des Lebens befassen. Heute sollte jeder Therapeut Gesundheitsbildung betreiben und auch wieder einfachere Behandlungsmethoden anwenden und verordnen. Dazu wird das vorliegende Buch viele Anregungen und wertvolle Hinweise vermitteln. Darüber hinaus ist es für alle nützlich, die Gesundheitsbildung lehren oder nur für sich selbst ein neues Lebensprogramm und mehr Gesundheit suchen.

Früchte aus aller Welt
Schutz- und Heilkräfte einheimischer und exotischer Früchte
Von L. MAR
2. Auflage, 172 Seiten, 13 Abbildungen, 5 Tabellen und Rezeptteil, kartoniert DM 24,–

Täglich begegnen wir auf den Märkten, in den Auslagen der Gemüse- und Obstläden sowie auf den Speisekarten der Restaurants bisher kaum bekannten Früchten. Die Hausfrau steht unschlüssig vor diesen fremden Früchten, deren Aroma und Beschaffenheit ihr unbekannt sind. Auch der Händler kann meist kaum Auskunft geben. Wir erfahren Wissenswertes über Verwertungsmöglichkeiten in Küche, Kinderstube, am Krankenbett und in der Therapie. Das Buch kann und will den Arzt nicht ersetzen, aber infolge der Pillenmüdigkeit werden es viele vorziehen, Unpäßlichkeiten durch Verzehr von Früchten zu verhindern, anstatt Medikamente zu schlucken.

PARACELSUS VERLAG STUTTGART